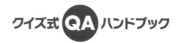

クイズ式 **QA** ハンドブック

医療事務
100問100答

Medical Coding

医療事務の必須基礎知識

1冊まるごとQ&A

清水祥友 Yoshitomo Shimizu

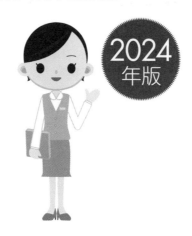

2024
年版

医学通信社

はじめに   Prologue

　本書は，医療事務やその周辺業務に携わろうとする方々が業務を遂行する
うえで，足掛かりとして知っておくべきことを，一問一答形式でまとめたも
のです。

　医療事務の業務を遂行するには，マナー，法令および病院管理の分野，そ
して医学知識と幅広い知識が要求されます。本書では医学知識を除く分野を
対象としますが，それだけでも相当の項目になります。そのため，これらを
短期間で，かつ効率的に理解するには，一問一答形式にまとめるのが最適と
考えました。

　本書を作成するに当たり，次の点に配慮しました。
①初学者に身に付けてほしい項目を中心に取り上げること。
②検定試験に頻出される項目と実務の観点のバランスを重視すること。
③章ごとにポイント解説を付けること。
　初学者のなかには，医療事務に関する検定試験を受験する方も多いでしょ
う。検定試験の受験は，初学者が学ぶうえでのモチベーションにつながりま
す。したがって，本書を作成するうえで，検定試験の内容を重視しました。
　さらに，全体像を把握するために，章ごとにポイント解説を付しました。
　2024 年版では，現状に合わせて記述を改めるとともに，よりスムーズな
理解に資するよう，問題の内容や配置，そしてポイントの記述を大幅に見直
しました。
　本書を少しずつでも繰り返し学習することにより，医療事務やその周辺業
務に関連する知識が深まり，業務上，適切な対応ができるようになると信じ
ています。
　本書の制作に当たり，医学通信社編集部の方々をはじめ，埼玉県内の医療
機関で立派に勤務されている石塚克彦，永島愛子，柳美音，森山裕子および
後藤莉子の各氏には貴重な助言をいただきました。ここに改めて感謝の意を
表する次第です。

2024 年 4 月

                                                        著　　者

1. 本書の構成

　見開き2ページとし，左ページに問題（❶），右ページには解答・解説（❷）を掲載しています。

　左ページの□はチェック欄（❸）です。問題を解いたところや間違えたところにチェックしておきましょう。間違えたところを中心に見直すと，知識の定着を図ることができます。

　左ページの問題は，特に指定のない限りは次のとおり解答してください。

・文末に〔　○　or　×　〕（❹）とあるものは，その正誤を答える。

・文中に〔　　　　〕（❺）または〔　A　〕〔　B　〕（❻）とあるものは，用語・数字等で答える。

・文末に〔①　　②　　③〕（❼）とあるものは，適切な用語を選択する。

・下線が引いてある部分は正しい表現に直す。

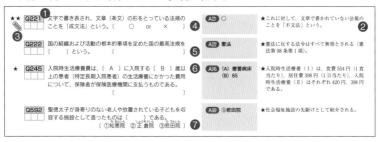

　★印は，重要度に応じて示しました。★★は検定試験と実務で特に重要なものです。また，章末にはポイント解説を付けました。これにより，全体像を把握することができます。

2. 本書をどのように使うか

　知識の確認のために，通勤，通学途中に「目隠ししおり」を使って一人で解いてみるのもよいし，休憩時間などに周りの人とクイズの出し合いをするのもよいでしょう。授業や研修のサブノートとして使うこともできます。そして索引がついていますので，用語の意味を確認するために用いることもできます。

　各章は独立した内容になっていますから，どの章から利用しても構いません。テキストや各章のポイントを読んでから問題に取りかかるもよいですし，逆に，解答してからテキストやポイントで確認してもよいでしょう。

Contents

もくじ

Contents もくじ

医事業務

学習のねらい

この章では，医療機関の事務職員が業務を行うにあたっての基本的な事項について取り上げます。

この章で業務を行うにあたって何をすべきかを押さえたうえで，第2章以降の各章で知識を深めていきましょう。

▶▶ 1. 医療サービスを行うにあたっての基本 …

医療提供のあり方について

Q1
WHO（世界保健機関）によると，「健康とは，完全な肉体的，精神的及び社会的福祉の状態であり，単に疾病又は病弱の存在しないことではない」と定義している。

〔　　○　　or　　×　　〕

★★ **Q2**
医療法（Q149 参照）では医療提供理念として，医療が，生命の尊重と個人の〔　A　〕の保持を旨として，患者の心身の状況に応じて行われるとともに，その内容が，単に治療のみならず，疾病の予防のための措置および〔　B　〕を含む良質かつ適切なものを，医療を受ける者の〔　C　〕に応じて行われなければならないことを規定している。

A〔　　　　　　　　　　　　　〕
B〔　　　　　　　　　　　　　〕
C〔　　　　　　　　　　　　　〕

★★ **Q3**
Q2 から，医療は ADL の維持・向上を目指して行われるべきだといえる。

〔　　○　　or　　×　　〕

★★ **Q4**
医療従事者である医師，歯科医師，薬剤師，看護師は，患者との信頼関係を保ちつつ，質の高い適切な医療の提供に努める必要がある。

〔　　○　　or　　×　　〕

A1 ○

★ WHO は，1948 年の憲章にて「達成可能な最上級の健康水準を楽しむことは，人種，信条，政治理念，経済的社会的状況にかかわらず，全人類の基本的権利の一つである」と宣言している。

A2 (A)尊厳
(B)リハビリテーション
(C)心身の状況

★設問は WHO の健康の定義に沿って，患者の健康全般にわたり連続的で一貫したケアを目指す「包括医療」，これに加え，精神的・社会的要素をもケアすることに重点を置く「全人的医療」を条文化したものとして理解することができる。

A3 ×

★ ADL は「**日常生活動作**」を意味する。むしろ，患者の立場・「**生活の質（QOL）**」を大切にする観点から治療方針を立てることが，現代医療には求められている。

A4 ○

★信頼関係を築くことは患者の不安を解消し，説明や指導がスムーズになり，治療を円滑に進めるために重要である。

Q5 以下の表は，医療従事者が理解しておくべき医療倫理の4原則である。

原則	説明
〔 A 〕	患者やその家族の自己決定や行動の自由を尊重する。
〔 B 〕	患者に危害を及ぼさないこと。また，今ある危害や危険を取り除き，予防することも含まれる。
善行	〔 C 〕のために善をなすこと。最善を尽くすこと。
〔 D 〕	患者を平等かつ公平に扱うこと。

★★ **Q6** 「医師は患者に説明する義務をもち，患者はその説明を理解して治療法の選択を行う」という考え方を〔　　　　　〕という。　　　　　　　　〔　　　　　　　　　〕

★★ **Q7** 最初に診察・説明を受けた医師とは別の医師の診察を受け，診断や治療法について意見を聴くことを〔　　　〕という。　　　　　　　　〔　　　　　　　　　〕

★★ **Q8** 我が国の医療機関は，通常の企業と同じように広告をすることができない　　　　〔　　○　or　×　　〕

業務を行うにあたっての基本

●立ち振る舞いについて

★★ **Q9** 医療機関で働くうえでの身だしなみについて適切に述べられているものは以下のうちどれか。
　①化粧はナチュラルメイクにするように心がける。
　②爪のマニキュアの色については配慮しなくてもよい。
　③衛生的であれば，髪型や髪の色については配慮しなくてもよい。　　　　　〔　　　　　　　　　〕

A5
(A) 自立性の尊重
(B) 無危害
(C) 患者
(D) 公正

★トム・L・ビーチャムとジェイムズ・F・チルドレスが『生命医学倫理の諸原則』で提唱したもので，医療従事者が倫理的な問題に直面したときに，どのように解決すべきかを判断する指針となっている。

A6 インフォームド・コンセント

★1972年にアメリカ医師会が患者の権利章典に関る宣言を出したことが契機になったといわれている。日本でも医療法第1条の4に規定がある。なお，患者や家族に病状等の説明をすることを「ムンテラ」という。

A7 セカンドオピニオン

★担当医の提案を別の角度から再検討すると，病気の理解が深まるほか，治療法の選択肢が広がる効果もある。

A8 ○

★医療法第6条の5の規定等により，一定の範囲に制限されている。不適切な誘引を防ぐとともに，医療という専門性の高いサービスの質を正しく判断するのが困難な広告の受け手を保護することが規制の理由とされている。一方，保険医療機関であることを表示し，管理者の氏名等は掲示する必要がある。

A9 ①

★受付や案内は，その接遇いかんによって医療機関に対する評価が決まると言われる大切な業務であるから，**窓口に立つ職員は「病院の顔」であるという意識をもつことが大切である。**受付や案内は，患者が最初に接する場所であることを心がけるべきである。
来院される患者に不快な印象を与えないよう，「自然で健康的な」身だしなみが求められる。また，医療機関であるため衛生に配慮することも求められる。長い髪は肩にかからないようにまとめるといった配慮も必要である。

★ **Q10** 保険証や診察券を受けとるときは，言葉を添えずに受けとっても差し支えない。 〔　　○　　or　　×　　〕

★★ **Q11** お辞儀の仕方は以下の3通りに分類できる。
①主に廊下などですれ違う際のお辞儀は，腰を〔　A　〕度程度曲げる。
②来客への挨拶や会議室への出入りなどの際のお辞儀は，腰を〔　B　〕度程度曲げる。
③非常に重要な相手への挨拶，重要な依頼，または謝罪する際のお辞儀は，腰を〔　C　〕度程度曲げる。
〔　A:　　　　B:　　　　C:　　　　〕

患者とのコミュニケーション

★★ **Q12** 患者とのコミュニケーションにおいてふさわしくない態度は以下のうちどれか。
①自分勝手に解釈せず，まずは患者の気持ち，考えを受けとめる。
②来院のたびに同じことを尋ねられた場合，「前回と同じです」と答える。
③目元を柔らかく見て，相づちを打ちながら話を聞く。
〔　　　　　　　　　　　　〕

★★ **Q13** 患者に対して話すときは，たとえ理解がむずかしいと思っても，専門用語をそのまま使って話すことが大切である。
〔　　○　　or　　×　　〕

★ **Q14** 待合室で小さい子どもが騒いでいて，ほかの患者さんが迷惑そうにしているのを見た。次のうちどちらの言葉をかけるのが適切か。
①ほかの患者様がいらっしゃいますので，静かにお願いいたします。
②もう少し小さな声でお話ししてね。
〔　　　　　　　　　　　　〕

A10 ×

★何も言わずに行動することは患者をとまどわせることになる。
設問の場合は,「お預りします」などと言葉を添えるとよい。なお,書類等原則として両手で受けとるようにする。

A11 (A) 15
(B) 30
(C) 45

★①～③のお辞儀の仕方を,それぞれ**会釈**,**敬礼**,**最敬礼**という。
会釈は,腰を曲げたときに視線を 1.5m くらい先に置くと自然である。敬礼は,仕事上では最も一般的なものである。腰を曲げたときに視線を 50 ～60cm 先に置くとよい。最敬礼は,通常よりゆっくり起き上がることが大切である。

A12 ②

★医療に携わる者はすべて,患者に安心感を与えることを心掛けなければならない。そのために,相づちを打ちながら相手の話を聞くという姿勢が大切である。その後,自ら伝えるべきことを丁寧に話すことが必要である。

A13 ×

★患者に「わかりにくい」といったストレスを与えないための配慮である。

A14 ②

★小さい子どもに注意する場合は,子どもの目の高さに視線を合わせて言い聞かせることが大切である。注意してもなかなか聞かないこともあるが,怖がらせるような威圧的な態度は避けなければならない。

★ **Q15**

【75 歳の田中耕太さん（患者）と受付職員との会話】

田中：どの診療科にかかればいいのかな。

受付：どこか具合が悪いのですか。

田中：今日は目の具合が……。

受付：それでは眼科ですね。それでは<u>おじいちゃん</u>，そこの申込書にお名前を……。

〔　　　　　　　　　　　　　　　　　　〕

★ **Q16**

難聴のある高齢者に対しては，話し手の表情や口元がわかるように正面を向いて話すとよい。

〔　　　○　　　or　　　×　　　〕

★ **Q17**

<u>ちょっと時間がかかるけど</u>，よろしいでしょうか。

〔　　　　　　　　　　　　　　　　　　〕

★★ **Q18**

【患者にもう一度言ってもらいたいとき】

受付：「申し訳ありませんが，もう一度<u>おっしゃられていただけますか</u>」

〔　　　　　　　　　　　　　　　　　　〕

★ **Q19**

「ここではたばこを<u>吸わないでください</u>」

〔　　　　　　　　　　　　　　　　　　〕

電話応対

●電話を受けるとき

★★ **Q20**

患者との応対中に電話が鳴っていて，他の職員が電話を取れない状態のとき，電話を優先する。

〔　　　○　　　or　　　×　　　〕

★ **Q21**

【朝 10 時に外線電話が鳴る】

受付：「<u>もしもし</u>，ABC 病院でございます」

〔　　　　　　　　　　　　　　　　　　〕

A15 (例)「田中(耕太)さん」

★高齢の患者に対して「おじいちゃん」「おばあちゃん」と呼んではならない。相手の人格を尊重して名前で呼ぶこと。そのためには名前を知る機会を見逃さないことが肝要である。

A16 ○

★難聴者は知らず知らずのうちに話す人の口元を参考にして何と言っているのかを類推し,言葉の理解に役立てているからである。

A17 (例)少々お時間がかかりますが

★この場合,丁寧語を使う。

A18 おっしゃっていただけますか

★「おっしゃる」と「られる」の二重尊敬であり,敬語の使い方としてはふさわしくない。

A19 (例)ご遠慮いただけませんでしょうか

★相手にやめてほしいときは,解答のように依頼のかたちでお願いするとよい。

A20 ○

★「申し訳ございません。少々お待ちいただけますか」と断ってから電話を取る。

A21 (例)はい/おはようございます

★「もしもし」は,「申す申す」という謙譲語を略した言葉が由来になっており,略語を嫌うビジネスシーンにおいては失礼に当たるとされている。

★ **Q22** 呼び出しのベルが鳴ってもすぐ出られず，数回鳴ってから
出るときは「〔　　　　〕」と言ってから名乗る。

〔　　　　　　　　　　　　　〕

★ **Q23** 電話を受けて，相手が名乗らないときは，「〔　　　　〕」
と言って確認する。

〔　　　　　　　　　　　　　〕

★ **Q24** 電話に出たところ，無言電話であることがわかった。この
場合，まずどうすることが望ましいか。

〔　　　　　　　　　　　　　〕

★ **Q25** Q24 のあとも無言電話が続く場合，次のうちどのような
対応がよいか。
①無言電話を二度と行わないよう警告したうえで切る。
②「失礼いたします」と言って切る。
③上司に伝え，電話を代わってもらう。

〔　　　　　　　　　　　　　〕

● **電話を取り次ぐとき**

★ **Q26** 名指しされた人に電話を取り次ぐときは，電話の保留ボタ
ンを押してから，名指しされた人に相手のことを伝える。

〔　　○　　or　　×　　〕

★ **Q27** 電話を受けて，誰に取り次げばよいか判断がつかないと
き，次のうちどの対応が望ましいか。
①わからないので上司に代わる。
②誰に代わればよいか，相手に尋ねる。
③詳しいことを相手から聞き出してから対処する。

〔　　　　　　　　　　　　　〕

★ **Q28** 診療時間中に，取引している業者から院長に電話がかかっ
てきた場合，用件を聞いておき，後ほど院長に伝える。

〔　　○　　or　　×　　〕

A22	（大変）お待たせいたしました	★3回以上鳴らせてしまったときは，この表現を使うとよい。
A23	（例）失礼ですが，どちらさまでしょうか	★誰かに取り次ぐ場合には，必ず相手を確認し，氏名不詳のまま取り次いではならない。
A24	再度，こちらの病院名等を名乗る	★通信状態のトラブルや間違い電話などの不具合の可能性があるので，丁寧に対処することが大切である。
A25	②	★電話に出るときに病院名等を名乗っている以上，どのような相手であっても，こちらの印象を悪くするような対応は避けなければならない。
A26	○	★相手に，こちらの会話の内容を聞かれないようにするためである。相手が不安にならないようにできるだけ短い時間で取り次ぐように心がけたい。
A27	③	★すぐに他人に代わってもらうことは，相手に「頼りにならない」印象を与え，ひいては組織の評価につながる。自分で対処できないときは，情報の聞き出しに努め，わかる人にしかるべき対応をしてもらうとよい。わかる人を見つけるためには，各部署の業務内容を把握することが大切である。
A28	○	★用件や必要事項のほか，必ず電話番号も聞いておく。聞いたことは必ず復唱することが大切である。

★ **Q29** 診療時間中に，他の医療機関の医師から院長に電話がかかってきた場合，原則として取り次ぐ。

〔　　　○　　　or　　　×　　　〕

★ **Q30** 名指しされた人が電話に出ることができないときは，原則として，再度電話をかけてもらうようにする。

〔　　　○　　　or　　　×　　　〕

★ **Q31** 取り次ぐ人が在院しているが，席に見当たらないときは，「〔　　　　　〕」と言うようにする。

〔　　　　　　　　　　　　　　　　〕

★ **Q32** 話が長引きそうな電話応対中に，ほかの電話がかかってきた場合，次のどちらの対応が望ましいか。
①話を切り上げて電話を切り，ほかの電話に出る。
②事情を説明して待ってもらい，ほかの電話に出たあと，事情を説明してかけ直しを提案する。

〔　　　　　　　　　　　　　　　　〕

●電話をかけるとき

★ **Q33** 相手が忙しそうな時間に電話をして，相手の都合を聞くとき，「〔　　　　　〕」と言って確認する。

〔　　　　　　　　　　　　　　　　〕

★ **Q34** 相手の携帯電話に連絡したところ移動中で，「あとでかけ直す」と言われたとき，次のどちらの対応が望ましいか。
①相手の都合に合わせて，すばやく電話を切る。
②かけ直しがいつぐらいになりそうか確認したうえで，電話を切る。　　　　〔　　　　　　　　　　〕

★ **Q35** 相手の携帯電話にかけたところ，留守番電話であった。このとき望ましい対応は次のうちどれか。
①簡単な用件と対処についてメッセージを残す。
②名前と「またかけ直す」旨だけ伝えて切る。
③何も言わずに切る。　　〔　　　　　　　　　　〕

A29 ○

★医師が電話をかける場合は，緊急性が高い場合があるからである。

A30 ×

★名指しされた人の状況を伝え，「申し訳ございませんが，後ほどお電話させていただいてもよろしいでしょうか」などと相手に尋ねる。

A31 席を外しております

★いつ戻ってくるかは不明だが，それほど長くはかからないはずであるから，戻る時間については触れなくてもよい。

A32 ②

★原則として，最初にかかってきた電話が優先される。事情を説明する際は，双方にくどくならないようにして，状況を理解してもらうことが大切である。

A33 （例）お時間をいただいてもよろしいでしょうか

★自分の動作をへりくだる表現（謙譲語）である。

A34 ①

★本来，相手に電話のかけ直しをさせるのは失礼に当たる。しかし，電話はかける側の都合で行うものであり，移動中という相手の状況を考えると，相手の意向に合わせたほうがよい。

A35 ①

★携帯電話の場合は着信履歴が残るため，不信感をもたれないように留守番電話にメッセージを残すのがビジネス上の基本である。会話の状況にもよるが，簡単な用件を述べるだけでも，次回以降の電話対応がスムーズになる。

●電話特有のコミュニケーション

★ **Q36** 電話を受けているときは，聞き違い，聞きもらしのないように，「～ということでございますね。かしこまりました」などと復唱しながら聞く。

〔　　　○　　or　　×　　〕

★ **Q37** 電話の相手の声が聞き取りにくい場合，どのように言ったらよいか答えなさい。

〔　　　　　　　　　　　　　〕

★ **Q38** 電話で相手に伝えるときに適切ではない対応は以下のうちどれか。
①「17日」と伝えるのに「じゅうななにち」と発音した。
②「市立」と伝えるのに「いちりつ」と発音した。
③「中田」と伝えるのに「なかた」と発音した。

〔　　　　　　　　　　　　　〕

★ **Q39** 電話が途中で切れてしまった場合は，原則として電話を受けた側からかけ直す。

〔　　　○　　or　　×　　〕

サービスの質向上の手段

★ **Q40** 以下は，継続的な品質改善を目指す管理手法の手順を示したものである。空所に入る手順は次のうちどれか。

計画　→〔　　　　　　　　〕
①改善→実行→点検
②実行→点検→改善
③点検→改善→実行　　　〔　　　　　　　　　　　〕

★ **Q41** 管理の能率を高めるために，作業や手続きを標準化したり，単純化したりするとよい。

〔　　　○　　or　　×　　〕

A36 ○

★この際，あわせてメモを取るようにする。

A37 （例）お電話が少々遠いようですが

★「聞き取りにくい」と素直に言ってしまうと，相手を責めるような表現になってしまうので，解答例のような表現が望ましい。

A38 ③

★紛らわしい音や同音異義語については，相手に正確に伝わるように，読み替えたり，漢字の書き方を伝えたりすることが重要である。

A39 ×

★この場合は，かけた側からかけ直すのが原則である。

A40 ②

★計画（Plan）→実行（Do）→点検（Check）→改善（Act）の段階を繰り返していく改善手法をそれぞれの英語の頭文字を取って PDCA（サイクル）という。この考えを意識することにより，現在の状況を強く把握・認識でき，合理的な活動を行うことができる，というメリットがある。

A41 ○

★標準化とは，あらかじめ使用する材料を決めたり，仕事の手順を一定に決めたりすることをいい，単純化とは，作業内容を簡単にすることをいう。企業のノウハウがスムーズに伝わり，スキル向上に資することで，全体の業務の質の安定・効率化につながる効果がある。

▶▶ 2. 受付業務 ·····

診療の流れ

★ | **Q42** | 一般的な外来初回診療の流れとして，下記の空白に入る流れは①〜③のうちどれか。

受付 → 〔　　　　　　〕→ 経過観察または治療

①診断→診察→検査
②検査→診察→診断
③診察→検査→診断　　　〔　　　　　　　　　　　　　　〕

来院前の対応

★★ | **Q43** | 患者から電話で症状の相談や対処法について聞かれた場合，自分の知っている範囲で答える。

〔　　○　　or　　×　　〕

★ | **Q44** | 急に重篤な患者が来院した場合に，診察の順番について，より適切な対応は下記のどちらか。

①到着順を変えずに待ってもらう。
②診察の順序を変えて対応する。

〔　　　　　　　　　　　　　　〕

★ | **Q45** | 緊急患者の搬送連絡が入った場合，とにかく引き受けてから医師や看護師に連絡する。

〔　　○　　or　　×　　〕

★ | **Q46** | 多数の傷病者が同時に発生した場合，傷病者の緊急度や重症度に応じて適切な処置や搬送を行うために，傷病者に治療優先順位を決めることを〔　　〕という。

A42 ③

★医師は，最初に患者の訴えを聞き，観察したり触れたりする（診察）。その後，詳細を知るためにからだを調べ（検査），結果に基づいて患者の病状・病院などを判断する（診断）。
その後，治療を行ったり経過観察を行ったりする。

A43 ×

★生命にかかわる場合があるので，医療について曖昧な答え方やいい加減な受け答えは，絶対にしてはいけない。

A44 ②

★状況にもよるが，一般的に通常の患者よりも相当程度重篤な患者が来院した場合は，優先的に診療する。この場合，他の患者に対して理由を告げて納得してもらうようにするのが大切である。

A45 ×

★受け入れ可能かどうかを現場に尋ねてから対応する。受け入れる場合は，関係部署に連絡もれがないよう，十分注意する。

A46 トリアージ

★限られた医療資源を最大限に活用しながら治療を行うことが目的で，災害医療の場合は傷病の緊急度に応じ，以下の4段階に分類され，（Ⅰ）～（Ⅲ）の順に治療が行われる。

色と優先順位	状況
赤色（Ⅰ）	生命の危機的状態で，直ちに治療しないと死に至る状態
黄色（Ⅱ）	2～3時間なら治療を遅らせても状態が悪化しない状態
緑色（Ⅲ）	最後に治療を行っても生命予後・機能予後に影響を及ぼさない状態
黒色（0）	治療を行っても生存の可能性のない状態

★ **Q47** 【新患受付】
受付：<u>いらっしゃいませ。どうかなさいましたか。</u>
患者：おはようございます。咳がひどいのです。
受付：いつからですか？
患者：2～3日前からです。

〔　　　　　　　　　　　　　　　　　　　　　　　　〕

★ **Q48** 医師が初診の患者を診察する際に，本人や家族の病歴，現在の病気の経過・状況等を尋ねる書式を〔　　　〕という。

〔　　　　　　　　　　　　　　　　　　　　　　　　〕

★★ **Q49** お名前とご住所を<u>ここに書いてください</u>。

〔　　　　　　　　　　　　　　　　　　　　　　　　〕

★ **Q50** 定期的にかかっている患者さんの被保険者証が，これまでのものとは異なることがわかった。このとき提示された被保険者証の〔　　　〕を確認し，受診履歴と照合する。

〔　　　　　　　　　　　　　　　　　　　　　　　　〕

★ **Q51** 患者が保険診療での受診可否の確認作業をオンラインで行うシステムのことを〔　　　〕という。

〔　　　　　　　　　　　　　　　　　　　　　　　　〕

★ **Q52** Q51が導入されている保険医療機関において初診患者が保険診療で受診する場合，保険医療機関が確認することでその受診が認められるものをすべて選びなさい。
①保険証利用登録済のマイナンバーカードを持参してきた患者
②従来の被保険者証を持参してきた患者
③マイナンバー（個人番号）記載の住民票

〔　　　　　　　　　　　　　　　　　　　　　　　　〕

A47 (例)おはようございます

★「いらっしゃいませ」という表現は,「ようこそおいでくださいました」というニュアンスを含んでおり,医療機関では不適切である。患者は必ずしも望んで医療機関を受診するわけではないからである。

A48 問診票
(英:medical questionnaire)

★受診の意思表示の意味をもつ診療申込書(英:resistration form)を兼ねる場合がある。患者に記入してもらうが,事情で書くことができない場合は,職員が代筆する配慮が大切である。

A49 こちらにご記入ください(ませ)

★「こちらにお書きください(ませ)」でもよい。

A50 資格取得年月日(適用開始年月日)

★提示された日以前の受診履歴が,どの被保険者資格で受診したかを確認するためである。診療報酬請求につながるため,丁寧に行う必要がある。

A51 オンライン資格等確認システム

★紙でレセプト請求を行っている医療機関を除き,2023年4月1日より導入が原則として義務づけられることとなった。

A52 ①,②

★マイナンバーカードを利用する場合は,窓口に設置されたカードリーダーに置き,顔認証または暗証番号の入力で保険の被保険者資格を確認できる。マイナンバーカードがない,あるいは保険証の利用登録がないマイナンバーカードがある場合は,従来の被保険者証の記号・番号等を用いて被保険者資格の確認をすることができる。
保険医療機関では,個人番号を取り扱わないため,住民票では被保険者の確認はできない。

★ **Q53**

受付職員：<u>保険証のお返しになります。</u>
患者：ありがとう。

〔   〕

★ **Q54**

再診または入院時において，窓口では最低でも〔   〕
に１回は保険診療の受給資格を確認する必要がある。

〔   〕

★ **Q55**

マイナンバーカードによるオンライン資格確認を行うこと
ができず，保険証の代わりに被保険者資格申立書が提出さ
れた場合，保険診療の扱いとして差し支えない。

〔   ○   or   ×   〕

★ **Q56**

健康保険に加入している初診患者が，マイナンバーカード
の持参を忘れ，健康保険証も持参していない場合は，以下
のどの対応が望ましいか。
①受診を断る
②保険診療の扱いとする
③自由診療の扱いとする

〔   〕

★ **Q57**

【受付終了後に来院した患者の対応】
患者：すいません，申込用紙はどこにありますか。
受付：受付時間は終了いたしましたが。
患者：もう駄目でしょうか。
→　受付として適切な対応は下記のうちどちらか。
　①「申し訳ございません」と言って丁重に断る。
　②医師等に診察をしてもらえるかどうか確認するので，
　　待ってもらう。　　　〔   〕

★ **Q58**

飲み忘れや容態の回復のために患者から医療機関に残薬が
持ち込まれた場合，医療機関は薬剤を受け取って廃棄して
よい。　　　　　　　　〔   ○   or   ×   〕

A53 (例)保険証をお返しいたします

★本問の場合，話し手である受付職員が相手に対して行動するので，謙譲語「お～する（いたす）」を用いる。

A54 1カ月

★再診では，月の最初の受診時に確認するようにする。また，入院中に退職して被保険者資格を失うこともあるので注意する。確認を怠ると，診療報酬請求の際に返戻の要因となる（Q417参照）。

A55 ○

★この場合，保険者番号や被保険者番号が不詳のままでも診療報酬請求は可能である。審査支払機関が最新の保険者を特定し，その保険者から支払われる。保険者を特定できない場合，負担は災害時の取扱いを参考にして該当が予想される保険者等で分担する。

A56 ③

★患者が来院した場合，正当な理由がない限り，医療機関は診療を拒むことができない（応招義務。Q115参照）。また，保険の加入状態が把握できない初診患者を保険扱いとするのは，療養担当規則上問題があり，診療報酬請求ができずに未収金が生じるリスクを生じさせる。
設問の場合は，自由診療の扱いにして，期日を区切って患者がマイナンバーカードや健康保険証を持参した時点で精算するか，あるいは患者に療養費の支給申請をしてもらうようにする。

A57 ②

★患者が受付時間を過ぎて来院する場合は，やむをえない事情もある。杓子定規に受付時間が過ぎたことを理由に診療を断るのではなく，症状を確認し，診療ができるかどうか関係部署に確認することが望ましい。こうすることで仮に診療ができなくても，患者に対する温かい対応となる。

A58 ○

★残薬の使用による副作用や誤飲等を防止するため，設問の対応は推奨される。残薬は使用期限や管理状態が不明であり，特定の人の特定の疾患に用いられるので再利用ができない。そのため患者からの返金請求には応じる義務はない。

★ **Q59**
高齢の患者が移動するのに付き添う場合，より適切な対応は下記のどちらか。
①患者さんの合図を待たず，自ら進んで手を支える。
②必要な状況になったときにすぐサポートできる態勢をとっておく。　　　　　　　　　　〔　　　　　　　　　〕

★ **Q60**
【待合室で気分の悪そうな患者を見つけた場合の対応】
受付：どうなさいましたか。
患者：急にめまいがして気分が悪い。
→　受付として，より適切な対応は下記のどちらか。
①看護師などの医療従事者を呼ぶ。
②受付の職員数名で安静にできるところへお連れする。
〔　　　　　　　　　　〕

★ **Q61**
受付窓口で患者が嘔吐した。嘔吐物の処理はマスクを着用して行う。　　　　　〔　　○　　or　　×　　〕

★★ **Q62**
来院してから30分待ったが，一向に診察の順番にならないのにしびれを切らせた患者が，受付職員に「まだですか」と聞いてきた。より適切な対応は下記のどちらか。
①まず丁重にお詫びをしたあと，状況を確認して，順番やおよその待ち時間を伝える。
②丁重にお詫びし，待ち時間が長くなる理由を説明して納得してもらう。　　　〔　　　　　　　　　　〕

入院業務

入院手続きについて

★ **Q63**
患者を入院させるために医師が発行するものを〔　　　〕という。　　　　　　　　〔　　　　　　　　　〕

A59 ②

★年寄り扱いされることを嫌がる高齢者は，必要以上の対応をすると気分を害することがある。

A60 ①

★場合によっては生命にかかわるため，設問のような場合は看護師などを呼び対応してもらうのがよい。受付で医療従事者でない者が判断して対応をしないこと。

A61 ○

★飛沫感染（飛び散ったしぶきを吸い込むことにより感染するもの）を防ぐため，処理にはマスクが必ず必要となる。また，使い捨ての手袋や足首までが隠れるエプロンの着用など，ウイルスが着衣に触れないようにする配慮も必要である。

A62 ①

★医療機関のクレームのなかで一番多いのは，待ち時間であるといわれている。「いつまで待ったらいいかわからない」という不安がクレームを生む要因である。具体的な状況がわかれば，患者の側でも納得ができ，不安を緩和することができる。

A63 入院指示票

★患者の基本情報，入院年月日，入院時診断名，手術予定日，入院の経緯，入院病室の条件，食事指示などの記載が必要である。

★ **Q64** 保険医療機関が，小児の患者が入院の際に，患者の家族の付添いや家事代行サービスの利用を入院の要件にすることは認められる。 〔 　○　or　×　 〕

★ **Q65** 患者に入院の手続きの際に書いて提出してもらう基本書類は〔　　　〕である。 〔　　　　　　　　　　　　　〕

★ **Q66** 【入院受付にて】
クラーク：Ａさん，受付のほうはもうお済みですか。
〔　　　　　　　　　　　　　　　　　〕

★ **Q67** クラーク：入院当日の流れをご説明します。ご不明な点がございましたら，遠慮なく聞いてください。
〔　　　　　　　　　　　　　　　　　〕

★ **Q68** 患者が入院するとき，保険医療機関はその患者の入院日より〔①１カ月　②３カ月　③６カ月〕前の入院の有無を確認しなければならない。〔　　　　　　　　　　　〕

★ **Q69** 患者が入院した場合，受付では入院診療録を作成するほか，患者統計や面会者に対する病室の案内などに利用する目的で〔　　　〕を作成する。
〔　　　　　　　　　　　　　　　　　〕

Q70 救急で即時入院させなければならない患者で，姓名が不明の状態のとき，次のようにするとよい。
・医療過誤防止のため〔　Ａ　〕を付す。
・所轄の〔　Ｂ　〕に身元調査を依頼する。
Ａ〔　　　　　　　　　　　　　〕
Ｂ〔　　　　　　　　　　　　　〕

A64 ×

★「入院患者に対して，患者の負担により，当該保険医療機関の従業者以外の者による看護を受けさせてはならない」とする療養担当規則第11条の2に抵触する恐れがある。小児患者や知的障害を有する患者等の場合は，「医師の許可を得て」家族等患者の負担によらない者が付き添うことは差し支えない（通知「基本診療料の施設基準等及びその届出に関する手続きの取扱いについて」）とされているが，これは「患者の希望」によることが前提である。仮に患者の家族が付添を拒否したために入院を拒否する場合は，応招義務（医師法第19条，Q115参照）の観点からも問題となる。

A65 入院申込書

★入院の誓約書を兼ねたり，連帯保証人の記入欄を設けている書式もある。紹介入院のために診療情報提供書と一連となっているものもある。患者が特別室への入院を希望する場合は別に同意書を提出してもらう。

A66 受付はもうお済みでいらっしゃいますか

★「～のほう」という表現は「ほうほう言葉」といい，望ましくない表現とされている。

A67 お尋ねくださいませ

★「聞く」を尊敬語にすること。

A68 ②

★退院の際に保険医療機関から発行される退院証明書などで入院日数を確認する必要がある。入院費用の計算に影響することもあるからである。

A69 入院台帳（患者台帳）

★入院台帳には，患者名，性別，入院年月日，退院年月日などの情報が記される。

A70 （A）仮姓名 （B）警察署

★警察への調査依頼は，未収金防止の観点からも必要である。

●入院中の対応，退院手続きについて

★ **Q71**

見 舞 客：知人が入院していますが，入院病棟（部屋）を
教えてください。

クラーク：誠に申し訳ありませんが，患者様の個人情報の
保護のために，入院の問い合わせおよび病室は
いっさいお答え<u>できません</u>。

〔　　　　　　　　　　　　　　　　　　　　　　〕

★★ **Q72**

【患者の家族が入院面会にやってきたときの会話】

家族：母のお見舞いに伺ったのですが。

受付：〔　Ａ　〕ありませんが，当院の面会時間は午後2
時から8時までとなっております。お忙しいとこ
ろ〔　Ｂ　〕ですが，午後2時以降にもう一度お越
しいただけますか。

〔　Ａ：　　　　　　　　Ｂ：　　　　　　〕

Q73

身寄りのない入院患者が死亡した場合，医療機関は警察に
通報しなければならない。〔　　○　or　×　　〕

★ **Q74**

患者が退院時に病棟に提出するものは〔　　〕である。

〔　　　　　　　　　　　　　　　　　　　　　　〕

▶▶ 3. 会計業務 ....

患者の呼び出し

★ **Q75**

「山田正敏さん，お待たせいたしました。会計窓口まで<u>来
てください</u>」〔　　　　　　　　　　　　　　　　〕

★★ **Q76**

会計時に患者を呼び出し，患者が会計窓口に来たら，必ず
本人であるかを確認する。〔　　○　or　×　　〕

A71 できかねます

★「できません」と答えると，病院の評判を悪くしてしまう恐れがあるため，「～かねる」という表現を使い，強い否定を避けるようにする。断る場合は，できるだけ代案を提示することも必要である。

A72 (A)申し訳
(B)恐縮

★「申し訳ありませんが」などはクッション言葉の一例である。クッション言葉とは，相手に対して「お願い・依頼」「反論・反対意見」「拒否」がある場合に，直接伝えると嫌味や冷たい印象となるものを柔らかくするための言葉づかいのことである。

A73 ×

★この場合，医療機関が死亡届を提出し，市区町村長に連絡する。これに基づき市区町村長が葬祭を行う。
なお，入院費については特約がない限り，遺産から捻出されるが，請求は市区町村長，検察官を経て家庭裁判所が選任する相続財産管理人に宛てて行う。

A74 退院許可書

★退院時の会計が済んだときに提出する。この書類が提出されたときに退院手続きが完了する。

A75 お越しください
(ませ)

★患者の動作なので，尊敬語を使用する。

A76 ○

★同姓の患者もいるため，患者の確認をする際は必ずフルネームを確認することが大切である。

診療費の支払時

★ **Q77** 患者から金銭を受け取るとき，預かった金額，受取金額，つり銭額は声に出して確認する。

〔 　○ 　or 　× 　〕

★ **Q78** 医療機関は，患者の診療費の支払いについては現金で扱わなければならない。 〔 　○ 　or 　× 　〕

★★ **Q79** （診療費が 3500 円。患者が 1 万円札を出したとき）
受付職員：<u>1 万円からでよろしかったでしょうか。</u>

〔　　　　　　　　　　　　　　　　　　〕

各種案内

★ **Q80** 「次回来院されるときは，この診察券を<u>もってきてください</u>」 〔　　　　　　　　　　　　　　　〕

★ **Q81** 「こちらが診断書に<u>なります</u>」

〔　　　　　　　　　　　　　　　　　〕

★★ **Q82** 症状・診断・治療など現在までの診療の総括と紹介が目的で，医師が他の医師に患者を紹介する場合に発行する書類を〔　　　〕という。 〔　　　　　　　　　　　　　〕

★★ **Q83** 医師が薬剤師に対し，処方に従って薬を用意するよう求めるために，患者に交付する書類のことを〔　A　〕という。この書類を院外の薬局に患者が提出する場合は，有効期間は交付の日を含めて〔　B　〕日である。

A〔　　　　　　　　　　　　〕
B〔　　　　　　　　　　　　〕

A77 ○

★金銭のトラブルを防ぐために，声に出して確認することが必要である。

A78 ×

★**法令上，診療費の支払い方法については規定がない**。支払い方法については現金のほか，診療費を機械に振り込む「現金自動預払機（ATM）」や，金融機関のキャッシュカードを使って支払う「デビットカード」，そしてカードを提示すると，いったんカード会社が医療機関などへの支払いを肩代わりし，あとでカード利用者に代金を請求する「クレジットカード」による方法がある。

A79 （例）1万円をお預かりいたします。

★設問の「〜から」は動作の起点，物事の順序・範囲や理由を示す言葉であるから，不適切である。実際に患者からいただくのは3500円であり，6500円を返金することから，1万円を「預かる」ことになる。

A80 おもちください（ませ）

★「ませ」には，ほかの尊敬語に接続して敬意を高める働きがある。

A81 です（でございます）

★「〜になる」という表現は「何かから何になる」という意味で用いられるため，表現として不適切である。

A82 診療情報提供書

★一般的に「紹介状（英：reference）」と呼ばれる。医療の継続性を確保し，効率的な医療の提供を行うために利用される。

A83 〔A〕処方箋（しょほうせん）
〔B〕4（日）

★例えば，11月12日に交付された場合は15日までが有効期間となる。
なお，長期の旅行等特殊の事情があり，医師や歯科医師が，処方せんに別途使用期間を記載した場合には，その日まで有効となる。

Q84 Q83において，一定の期間，患者が医師の再診を受けることなく，1枚の用紙で繰り返し薬局で薬を受け取ることができるものを〔　　　〕という。

〔　　　　　　　　　　　　　　　　〕

Q85 オンラインによる処方が行われる場合，保険医療機関は患者の希望する保険薬局にFAXなどで処方内容を送付するだけでよい。　　　　　　〔　　○　or　×　〕

★ **Q86** 電子処方箋管理サービスを導入している保険医療機関において，院外処方がなされる患者が電子処方箋を選択する場合，マイナンバーがないと利用できない。

〔　　○　or　×　〕

★ **Q87** 電子処方箋管理サービスを導入している保険医療機関において，院外処方がなされる患者が電子処方箋を選択した場合，引換番号のみを患者に交付する。

〔　　○　　or　　×　　〕

★★ **Q88** 保険医療機関の窓口において，「お薬は向かいの薬局で受け取ってください。こちらが地図になっております」と案内してもよい。　　　　　　〔　　○　or　×　〕

★ **Q89** 【質問があったとき】
すぐにカルテを確かめて<u>くるので</u>，少々お待ちください。

〔　　　　　　　　　　　　　　　　〕

★ **Q90** 保険医療機関は，患者から治療費を受け取ったら書類を交付するが，その内容は，初・再診料，医学管理，検査，投薬など診療報酬点数表の各部単位で金額の内訳を示すもので足りる。　　　　〔　　○　or　×　〕

A84 リフィル処方箋　★2022年4月から導入されたものである。病状が安定した患者に対し，医師が期限を決めて処方箋を書き，その期限内であれば保険薬局の薬剤師のモニタリングのもとで，3回まで調剤が行われる。再診の効率化と医療費の削減が期待できるが，医療機関側が病状のささいな変化を把握しにくくなることが懸念されている。

A85 ×　★オンライン処方が行われる場合は，患者が希望する保険薬局にまずはFAXなどで処方内容を送付すれば調剤は行われるが，後日処方箋の原本を保険薬局に郵送する必要がある。

A86 ×　★電子処方箋管理システムは，オンライン資格確認システムをもとに運用されるため，マイナンバーカードだけではなく，健康保険証を利用することも可能である。

A87 ×　★患者は，マイナポータル上で処方内容や引換番号を確認できるようになるが，マイナポータルを利用できない場合などがあることから，紙面による処方内容の控えを，一律に患者に交付する必要がある。

A88 ×　★**患者を特定の薬局へ誘導することは，医薬分業の趣旨から認められていない**（療養担当規則第2条の4，第19条の3）。設問の事例は特定の薬局へ誘導していると評価される恐れがある。

A89 まいりますので　★話し手が行動しているので，謙譲語を用いる。

A90 ×　★保険医療機関では，原則として，個々の診療行為に対する診療報酬を示した明細書を交付する義務がある（療養担当規則第5条の2第2項）。

★ **Q91** 会計終了後，医療機関を出る患者を見送るときにかける言葉として適切なものはどれか。
①ありがとうございました。
②お大事になさってください。
③お疲れ様でした。　　　　　〔　　　　　　　　　　　　〕

★ **Q92** 診療時間終了後にレジ締め作業をしていたところ，レジ端末上の入金金額と実際の現金との間に過不足が見られた。この場合に考えられる原因は何か，すべて選びなさい。
①患者へのつり銭の渡し間違い
②患者から預かった金額の数え間違い
③患者から預かった金額をレジ付近に落とした
④窃盗　　　　　　　　　　　〔　　　　　　　　　　　　〕

★ **Q93** <u>ちょっと時間がかかるけど</u>，よろしいでしょうか。
〔　　　　　　　　　　　　　　　　　　　　　　　　　　　〕

▶▶ 4. 健診業務・予防接種業務 ·····················

★ **Q94** 次のうち，実施義務がないものはどれか？
①学校の生徒全員に対する健康診断
②企業の労働者全員に対する健康診断
③後期高齢者医療制度の被保険者に対する健康診査
〔　　　　　　　　　　　　　　　　　　　　　　　　　　　〕

Q95 2008年4月1日から，医療保険の保険者に対して行うように義務付けられた，40歳以上の加入者を対象としたメタボリックシンドローム（内臓脂肪症候群）に着目した健診を〔　　　　〕という。〔　　　　　　　　　　　　　　　〕

Q96 Q95の健診結果から，生活習慣病の発症リスクが高く，生活習慣の改善による生活習慣病の予防効果が多く期待できる者に対して，生活習慣を見直すサポートを行うことを〔　　　　〕という。　　〔　　　　　　　　　　　　　　〕

A91 ②

★医療機関は病いを抱えている人が来るところである。「ありがとうございました」には感謝の意味があるため，皮肉ととられる可能性が高い。相手をいたわる「お大事になさってください」が適切である。

A92 ①，②，③，④

★声を出して会計金額やお釣りを患者にも確認してもらう，会計窓口付近に防犯カメラを設置するなどの対応をすることで，現金過不足の状態を縮減することは可能である。
また，レジ締め作業を減らすために自動精算機を導入する医療機関もある。

A93 少々お時間がかかりますが

★この場合，丁寧語を使う。

A94 ③

★学校に対しては学校保健安全法，企業に対しては労働安全衛生法によりそれぞれ実施義務が定められているが，後期高齢者医療制度に対しては努力義務となっている。

A95 特定健康診査

★高齢者の医療の確保に関する法律で定められた，保健指導に重点を置いた，生活習慣病を予防するための健康診査である。
腹囲，BMI，血糖，脂質，血圧，喫煙習慣の有無などが健診項目である。

A96 特定保健指導

★特定健康診査で生活習慣病になるリスクが高いと判断された人には，生活改善に向けた情報提供や支援が行われる。

★ **Q97** 企業における定期健康診断のうち，直近のものにおいて，脳・心疾患等に関連する一定の項目について異常の所見が認められるときに，労働者の請求に基づき健康診断を受けた場合に給付されるものを〔　　　〕という。

〔　　　　　　　　　　　　　　　　　　　　　〕

★ **Q98** がん検診は，がんの可能性がある患者に対して本当にがんであるかどうかを確かめる目的で行われる。

〔　　○　or　×　〕

★ **Q99** Ｙ医院はＢ市より予防接種の委託を受けている。Ｂ市では予防接種法に規定するＡ類疾病の費用は，全額公費負担となっている。
Ｙ医院で日本脳炎（Ａ類疾病）の予防接種をＢ市在住の人に行った場合，その人から接種費用を徴収しない。

〔　　○　or　×　〕

▶▶ 5. 情報機器の取扱い ·······························

★ **Q100** 電子カルテを導入している医療機関で，患者が持参した紙の紹介状をスキャンした場合でも，紙の紹介状は廃棄してはならない。　〔　　○　or　×　〕

★ **Q101** 医師の指示のもとで事務職員が電子カルテシステムに代行入力を行う場合，端末に医師のID・パスワードでログインしてよい。　〔　　○　or　×　〕

★ **Q102** 電子カルテ使用中に席を離れるために使用を中断する場合は，必ずログオフする必要がある。

〔　　○　or　×　〕

★ **Q103** 医師の指示に基づいて医師事務作業補助者が電子カルテの代行入力を行った場合，必ず医師の最終確認を受ける必要がある。　〔　　○　or　×　〕

A97 二次健康診断等給付

★二次健康診断等給付は，一次健康診断の結果において，(1)血圧検査，(2)血中脂質検査，(3)血糖検査，(4)腹位の検査またはBMI（肥満度）の測定のすべての項目に関して「異常所見」があると診断された場合に受けることができる。

A98 ×

★がん検診は，症状のない人が対象で，がんの有無の可能性を発見するために行われるものである。健康増進法に基づき市町村が実施し，多くの自治体で公費負担が行われている。

A99 ○

★本文に「A類疾病の費用は全額公費負担」とあるので，費用徴収しない。接種費用についてはB市の規定に従い，Y医院が請求することになる。

A100 ×

★スキャンによる情報量の低下を防ぎ，電子署名・タイムスタンプで責任の所在を明確にするなどの要件を満たせば，原本廃棄が可能である（『医療情報システムの安全管理に関するガイドライン【第5版】』）。

A101 ×

★他人のID・パスワードでシステムにアクセスしたりすることは，システムで保存される作業履歴から作業者が特定できなくなるため，行ってはならない。

A102 ○

★ログオフとはコンピュータ端末の利用を終えることをいう。自分以外のユーザーに利用されて不適切なアクセスされるのを防ぐために必要である。

A103 ○

★診療録の記載は，医師がその責任を負う（医師法第24条）。そのため，電子カルテの代行入力では，医師が必ず内容の確認を行い，確定操作（承認）を行う必要がある。

★ **Q104** 電子カルテシステムの異常を発見した場合，直ちにシステムを管理する担当者に連絡し，その指示に従うことが大切である。 〔 ○ or × 〕

▶▶ 6. クレーム対応 ······························

Q105 医療従事者や医療機関に対して，自己中心的で理不尽な要求，果ては暴言・暴力を繰り返す患者やその保護者のことを〔　　　　〕と呼ぶこともある。

〔　　　　　　　　　　　　　　　　　　　　　　　〕

★ **Q106** 受付窓口付近でわめいている患者がいたときは，場所を変えて対応する。 〔 ○ or × 〕

★ **Q107** 患者からのクレーム対応は，原則として1対1で対応する。 〔 ○ or × 〕

★ **Q108** 電話に出たところ，「職員Aの業務態度が悪い」というクレームを受けた。相手の話している内容が納得いかない場合であっても，まずは傾聴に努める。 〔 ○ or × 〕

★ **Q109** 患者から「お前らでは，話にならない。院長を出せ」というクレームがあった。このとき，原則として院長に解決をお願いする。 〔 ○ or × 〕

★ **Q110** 病院の看護師が患者の採血を行ったところ，皮下出血によりかなりの腫脹が生じた。その患者が「医療ミスだ！看護師本人を出せ！」とクレームをつけた。この場合，担当看護師を呼ぶ。 〔 ○ or × 〕

A104 ○
　★システムトラブルを最小限に抑えるためにも，設問の対応が求められる（「医療情報システムの安全管理に関するガイドライン」参照）。

A105 モンスター・ペイシェント
　★対応は迅速に行い，面談して相手の言い分を十分に聞き，途中で話を遮らないことが大切である。

A106 ○
　★相手の感情浄化と特別感を与えるという効果を狙った対応である。そのほか，「対応する人を変える」「時間を変える」ことも特別感を与え，相手のクールダウンにつながる。

A107 ×
　★脅しや恐喝があった場合，それを記録し証言するためにも複数名が必要である。

A108 ○
　★「ですが」「しかし」など，言葉で否定してしまうとさらに不快感を与えてしまうので，注意する。

A109 ×
　★決定権をもつ者を最初に出してしまうと，話をしたことが決定事項になってしまい，さらに付け込まれる。まずは現場レベルの担当者が窓口となって対応し，対応方法を判断するのが望ましい。

A110 ×
　★患者と当事者を直接会わせて話をさせると，さらに感情的にもつれてしまう。紛争が拡大したり，あるいは当事者が争うことを避けて理不尽な妥協や安易な謝罪をしてしまい，さらに付け込まれる。

■結果の記録

	1回目	正解数	2回目	正解数	3回目	正解数
1. 医療サービスを行うにあたっての基本	月　日	／41	月　日	／41	月　日	／41
2. 受付業務	月　日	／33	月　日	／33	月　日	／33
3. 会計業務	月　日	／19	月　日	／19	月　日	／19
4. 健診業務・予防接種業務	月　日	／6	月　日	／6	月　日	／6
5. 情報機器の取扱い	月　日	／5	月　日	／5	月　日	／5
6. クレーム対応	月　日	／6	月　日	／6	月　日	／6

医療提供のあり方について →1

- 医療は，人間の生命と個人の人間性を礎に，患者や患者の家族（医療を受ける者）と医師や看護師などの医療従事者（医療を提供する者）との信頼関係によって成り立つ。➡**インフォームド・コンセント（説明と同意），セカンド・オピニオンの充実**
- 医療の内容には，傷病の治療だけではなく，疾病の予防，健康の増進，社会復帰を含むことが求められる。➡**包括医療，全人格的医療，QOL（生活の質）の向上**
- 「**健康**」**の定義**：健康とは，完全な肉体的，精神的及び社会的福祉の状態であり，単に疾病又は病弱の存在しないことではない〔世界保健機関（WHO）〕。

診療情報の提供 →1

- **広告規制**
  - 規制の理由：①不当な広告で患者などが被害を受けないようにするため，②事前に広告から実際のサービスの質について判断できないため。
  - 禁止されている広告：比較広告，誇大広告，客観的事実であることを証明できない内容の広告，公序良俗に反する内容の広告
- **診療情報の提供**：医療機関同士での治療を継続し，効率的な医療を提供する。
- **院内掲示義務**
  - (1) **医療法に基づいて院内掲示が義務づけられている事項**
  - ・管理者の氏名
  - ・診療に従事する医師又は歯科医師の氏名
  - ・医師又は歯科医師の診療日及び診療時間
  - ・建物の内部に関する案内（病院の場合）
  - (2) **療養担当規則等に基づいて院内掲示が義務づけられている事項**
  - ・入院基本料に関する事項（看護要員の対患者割合，看護要員の構成）
  - ・かかりつけ歯科医初診料に関する事項（治療計画の策定等患者が受けられるサービス 等）
  - ・厚生労働大臣の定める施設基準の適合性に関する事項（別表1参照）
  - ・特別メニューの食事の内容及び費用に関する事項
  - ・厚生労働大臣の定める療養の内容及び費用に関する事項
  - ・役務の提供及び物品の販売等であって患者から費用の支払を受けるものに関する事項

患者とのコミュニケーション →1

- **高齢の患者への対応**
  - ・名前で呼び，あいさつをする

- ・患者が求めていることを的確に把握する
- ・急かさない
- ・わかりやすく説明する
- ・必要以上の関与は避ける

●身体障害者への対応

（1）視覚障害
- ・こそあど言葉は使わない。
- ・口頭で情報やり取りするときは，声の大きさに配慮する。

（2）聴覚障害
- ・話をするときは，患者から見える位置に立ち，ゆっくりと話をする。
- ・状況に応じたコミュニケーションの手段（音声・手話・筆談）を用いる。

（3）言語障害
- ・具体的な選択肢をあげて答えられるようにする。
- ・言葉だけで理解しようとしない。

（4）肢体不自由

●小児患者
- ・小児が理解できるわかりやすい言葉で説明する
- ・目線を患者に合わせる
- ・否定的な言葉は避け，ほめたり，勇気づけたりする言葉を使う。

言葉づかい →１

●敬語の種類
- ・尊敬語：相手または相手に関係のある人や動作等を敬って使う（相手の動作や状態につける）。自分や身内には使わない。
  - （例）「れる」「られる」をつける（行か<u>れる</u>，歩か<u>れる</u>，来ら<u>れる</u>，おら<u>れる</u>）
  - 「お（ご）……になる」（<u>お</u>読み<u>になる</u>，<u>お</u>聞き<u>になる</u>，<u>お</u>待ち<u>になる</u>）
- ・謙譲語：自分または自分に関係のある人や動作等をへりくだって使う。
  - （例）「お（ご）……する」「お（ご）……いたす」（ご案内<u>する</u>，<u>お</u>会い<u>する</u>）
  - 「お（ご）……いただく」「お（ご）……願う」（<u>お</u>待ち<u>いただく</u>）
  - 「……ていただく」（これを渡していただきたい）
- ・丁寧語：話し手が聞き手

・交換形式の尊敬語と謙譲語

	尊敬語	謙譲語
言う	おっしゃる	申す
する	なさる	いたす
行く	いらっしゃる	参る・伺う
来る	いらっしゃる	参る
いる	いらっしゃる	おる
見る	ご覧になる	拝見する
与える	たまわる・くださる	差し上げる
食べる	召し上がる	頂く
もらう	お受けになる	頂く・頂戴する
聞く	お聞きになる	伺う・拝聴する
会う	お会いになる	お目にかかる

に対し敬意を表して使う。文末に「です」「ます」「ございます」を付けたり，名詞の前に「お」や「ご」をつける。

（例）あります・ございます，そうです・さようでございます

●病院の接遇五大用語

- ・「かしこまりました」　・「申し訳ございません」　・「恐れ入ります」
- ・「お待たせしました」　・「お大事になさいませ」

電話応対 ➡■

電話応対の注意点は，以下のとおりである。

●電話には一方的な性質がある点をわきまえること

- ・いきなり用件に入らないようにする。➡「今，ご都合がよろしいでしょうか」など，相手の都合を確かめてから話し始める。
- ・相手の都合を考えてかける。➡急ぎでなければ，始業直後，お昼休み，終業直前など忙しいと予想される時間帯を避ける。

●わかりやすく話すこと

- ・固有名詞ははっきりと発音する。必要に応じて説明する。
- ・同音異義語，類音語には注意する。必要に応じて説明する。
- ・事情がわからない人には，専門用語や業界用語，略語はなるべく使わない。

●電話をかけるときに意識すること

- ・準備：話す内容・資料の準備，メモの準備，相手の電話番号の確認をする。
- ・応対：①自分の職場名と名前を名乗り，相手を確認する，②簡単に挨拶をし，要領よく用件を話す。
- ・終わり：簡単な挨拶をし，自分のほうから静かに受話器を置く。

●電話を受けるときに意識すること

- ・準備：①ベルは3コール以内に取り，同時にメモを用意する，②3コール以上待たせたときは，「お待たせいたしました」と前置きする。
- ・応対：①自分の職場名と名前を名乗る，②相手を確認する，③電話を取り次ぐときは，用件の要点をつかみ，連絡先にすぐに取り次ぐ，④連絡先が不在の場合は，相手の名前，電話番号，用件をメモして伝える。
- ・終わり：簡単な挨拶をし，相手が電話を切ってから静かに受話器を置く。

受付・会計業務 ➡②③

●基本的な心構え

- ・医療機関はサービス業であり，「患者第一」の姿勢が求められる。
- ・窓口の職員は，「病院の顔」という意識を常にもつ。
- ・服装は，清潔で，端正なもの，機能性のある活動的なものを心がける。
- ・身だしなみは，①頭髪：ぼさぼさなもの，奇抜なものは避ける，②顔と化粧：厚化粧は避ける，③手と爪：手は清潔に，爪は伸ばさない〔マニキュアを塗る場合は透明なもの（爪の色に近いもの）〕，④履物：音に注意し，ヒールはかかとの低いものにする，⑤その他：勤務中，リボン，ネックレ

ス, イヤリングは身に着けない。
・おじぎは, 状況によって会釈 (15度), 敬礼 (30度), 最敬礼 (45度) を
使い分ける。

●外来業務
・新患受付：①診療申込書・被保険者証等の確認, ②診療科の選択, ③新患
登録・診療録の作成, ④診察券の発行
・再来受付：①受給資格の確認, ②変更処理, ③診療録の抽出・搬送

●入院業務
・入退院は医師による指示 (入院指示票・退院指示書など文書による) があ
ることが大前提である。
・入院受付：①入院予約, 即時入院, ②入院決定と連絡, ③関係書類の取り
揃えと搬送, ④被保険者証の確認, ⑤費用負担の説明, 入院保証金の預か
り, ⑥病棟への案内
・退院手続
・病床管理：転棟, 転科の手続き

●会計業務
・会計あり・なしの判断, 診療報酬の算定, 請求書の発行, 未収金の管理
・一部負担金の徴収と領収書の発行：医療保険制度・公費負担医療制度の活
用, 預かり金, 内払いなどの方法や現金以外の支払方法 (デビットカー
ド, クレジットカードなど) を活用して未収金を防ぐ。

健診業務と予防接種 → 4

●健診 (検診) 業務
・渉外, 予約業務
・健診業務の補佐, 受診者誘導
・データ入力, 集計業務, 結果発送業務
・会計・請求業務

●健診・検診
健診……健康状態を調べる (乳幼児健診, 労働者の定期健康診断, 特定健康診
査など)
検診……特定の病気を早期発見する目的 (歯周疾患検診, 骨粗鬆症検診, 肝炎
ウイルス検診, がん検診など)

●予防接種の種類

定期予防接種		予防接種法に基づき市町村長が行う予防接種。 →健康被害の救済制度あり
	A類疾病	集団予防に重点。接種の努力義務。主に小児が対象。 居住地の市町村内で受ける場合は費用徴収なし。
	B類疾病	個人予防に重点。希望者に実施。 費用の一部に公費負担がある場合がある。
任意予防接種		予防接種法に定められていない予防接種。費用は原則自己負担。

情報機器の取り扱い →⑤

・設定を勝手に変更しない。
・適宜ウイルス対策を実施する。
・ID・パスワードは公開せず，予想しにくいものを設定する。
・離席するときは，ログオフにする。
・重要なデータは消失しないようバックアップを取る。
・個人情報は USB メモリなどにコピーしない。

※オンライン資格確認システムと電子処方箋

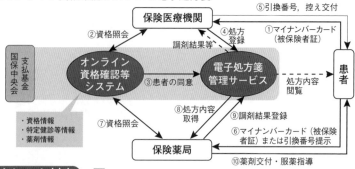

クレーム対応 →⑥

　苦情対応で最も重要なのは，「迅速で確かな対応」と「誠意ある対応」である。具体的には，以下の点に注意する。

　　・相手が誰であれ，丁寧な言葉使いを忘れない。誤解を招く言葉や，様々な意味にとられかねない言葉は使わない。
　　・相手に極力話をさせ，相手の主張の内容をよく確認する。途中で話を挟まないようにする。
　　・人ではなく原因を追及する。
　　・組織で対処するため，起きたクレームは必ず上司に報告する。
　　・原因や理由を説明し，お詫びの言葉を伝える。
　また，状況に応じて場所や担当を変えることが，相手を落ち着かせるのに有効な場合がある。

2章

医療供給体制

学習のねらい

　この章では，日本の医療供給体制について取り上げます。医療従事者，医療提供施設の種類を学ぶほか，医療提供施設のヒト，モノ，カネ，そして医療安全に関することを学びます。

▶▶ 1. 医療従事者 ·····································

医師

● 身分と役割

★ **Q111** 医師の資格（身分）と権利義務について定めた法律は〔　　〕である。　　　　　　　　　　　　　〔　　　　　　　　　〕

Q112 医師には，2年に1度，12月31日現在における住所地，従業地，従事している業務の種別等を，厚生労働大臣に届け出ることが義務づけられている。

〔　　　○　　or　　×　　〕

★ **Q113** 新卒の研修医に大学病院や国が指定する病院での2年間の研修を義務付けている制度を〔　　　〕という。

〔　　　　　　　　　　　　〕

★ **Q114** 共同で患者の治療に当たる医師のなかで，中心になる医師のことを〔　　　〕という。

〔　　　　　　　　　　　　〕

● 業務上の義務

★★ **Q115** 診療に従事する医師が診察治療の求めがあった場合，正当な理由がなければ拒んではならない義務のことを〔　　　〕という。　　　　　　　　〔　　　　　　　　　〕

★★ **Q116** 「薬のみ」と希望する，定期的に通院する慢性疾患の患者に対しては，診察を行わずに投薬してもよい。

〔　　　○　　or　　×　　〕

★★ **Q117** 医師は診察したときは，速やかに患者の氏名，病状および主要症状，治療方法，診療年月日など，診療に関する事項を〔　　〕に記載しなければならない。

〔　　　　　　　　　　　　〕

A111 医師法 ★医師の欠格事由，届出，処分，受験資格，医師以外の医業の禁止，応召義務および診断書交付の義務，無診療治療等の禁止，処方箋の交付義務，診療録の記載・保有——などを定めている。

A112 ○ ★医師法第6条第3項の規定による。届出を怠ると50万円の罰金に処せられる。なお，対象が「医師」であるため，職についていない者も届出の義務がある。

A113 臨床研修制度 ★2004年4月1日より施行された。プライマリ・ケア（病気の初期診療）の理解を深め，患者を全人的に診ることができる診療能力を身につけることを目的としている。なお，研修医のことを「レジデント」ともいう。

A114 主治医 ★主治医は，診療チームにおける最終的な意思決定の権限と責任をもつ。なお，決定権や責任を持たされることがない医師や歯科医師は，一般に「担当医」と呼ばれる。

A115 応召義務（応招義務） ★診療を拒むことのできる「正当な事由」とは，「専門外の診療」「時間外であって，軽度な患者の診療」のほか，医師本人の体調不良などである。

A116 × ★医師が自ら診察を行わずに設問のようなを行うことは，医師の判断が的確に行われているとはいえないので，認められない（医師法第20条など）。

A117 診療録（カルテ） ★医師法第24条第1項の規定による。リアルタイムでの記載が望ましいが，不可能な場合でも当日中に書くようにすべき，とされる。なお，後述する医師事務作業補助者に作成を代行させても，記述内容は医師が責任を負う。

★★ Q118 医師は，患者から診断書交付の請求があった場合には，原則として，記載・発行する義務がある。

〔　　　○　　or　　×　　〕

Q119 ①～③のうち，医師に報告の義務がないものはどれか。
①食中毒であると診察した場合
②麻薬中毒であると診察した場合
③覚せい剤中毒であると診察した場合

〔　　　　　　　　　　　　〕

★★ Q120 医師は，死体または妊娠4カ月以上の死産児を検案して異常があると認めたとき，〔　　　〕時間以内に所轄警察署に届け出なければならない。

〔　　　　　　　　　　　　〕

看護職員

★★ Q121 厚生労働大臣の免許を受けて，傷病者，じょく婦に対する療養上の世話，または診療の補助を行う医療従事者を〔　　　〕という。　〔　　　　　　　　　　　　〕

★ Q122 地区活動や健康教育・保健指導などを通じて疾病の予防や健康増進など公衆衛生活動を行う者を〔　　　〕という。

〔　　　　　　　　　　　　〕

★ Q123 厚生労働大臣の免許を受けて，助産または妊婦，産後間もない女性もしくは新生児の保健指導を行うことを業とする専門職のことを〔　　　〕という。

〔　　　　　　　　　　　　〕

A118 ○

★医師は，正当な理由がない限り，診断書，検案書，出生証明書，死産証書の交付を拒否できない（医師法第19条2項）。拒否ができる「正当な事由」とは，患者に病名を知らせることが好ましくないとき，不正使用される恐れがあるとき，第三者が請求してきたとき，医学判断が不可能なとき，などがある。

A119 ③

★食中毒を診察した場合は，直ちに保健所長に報告を要する（食品衛生法第58条）。麻薬中毒者を診察した場合はすみやかに都道府県知事に報告する（麻薬及び向精神薬取締法第58条の2）。覚せい剤中毒についてはこのような義務規定はない。
このほかの報告義務については Q257 を参照のこと。

A120 24

★「異常死体等の届出義務」といわれるものである（医師法第21条）。

A121 看護師
（略称：Ns）

★国家資格であり，保健師助産師看護師法に根拠規定がある。一定の範囲の注射や処置（診療の補助）は，医師の指示に基づき行うのが原則であるが，特定の行為については医師や歯科医師の判断を待たずに手順書により研修を受けた看護師が行うことができる。一方，看護（療養上の世話）は，他の職種から独立して職務を行うことができる。
なお，准看護師は，都道府県知事の免許であり，看護師等の指示のもとで業務を行う。

A122 保健師

★国家資格であり，保健師助産師看護師法に根拠規定がある。保健師になるには看護師国家試験および保健師国家試験に合格する必要がある。

A123 助産師

★国家資格であり，保健師助産師看護師法に根拠規定がある。助産師になるには，看護師国家試験及び助産師国家試験に合格する必要がある。業務の特性上，現在日本では女性しかなることができない。なお，助産師には法令上，応召義務がある。

★ **Q124** 業務に従事する保健師，助産師，看護師等は2年ごとにその就業状況について，就業地の都道府県知事に届け出ることが義務づけられている。〔　　○　　or　　×　　〕

医薬品に携わる職種

★★ **Q125** 次のうち，薬剤師が行うことができない業務はどれか？
① 処方　　② 服薬指導　　③ 処方監査
〔　　　　　　　　　　　　　　〕

★★ **Q126** 医師が交付した処方箋に疑問や不明点がある場合，薬剤師が処方医に問い合わせて確認することを〔　　〕という。
〔　　　　　　　　　　　　　　〕

★ **Q127** 医薬品の適正使用のため医療従事者を訪問すること等により，医薬品の品質，有効性，安全性などに関する情報の提供，収集，伝達を主な業務として行う者を〔　　〕という。
〔　　　　　　　　　　　　　　〕

診療の補助を行う医療技術職

★★ **Q128** 病気の診断や治療を目的として，医師の指示のもとで検体検査や生理学的検査を行う技術者のことを〔　　〕という。
〔　　　　　　　　　　　　　　〕

A124 ○

★保健師助産師看護師法第33条の規定による。届出を怠ると50万円以下の罰金に処せられる。

A125 ①

★薬剤師は，厚生労働大臣の免許を受け，医薬品の調合・供給，その他の薬事衛生に携わる。

・**処方**とは，**医師**が患者の病状に応じて，薬の調合と服用法を指示することをいう。

・服薬指導とは，患者に対して処方薬の薬効や副作用などの説明（情報提供）を行うことをいい，**処方監査**とは，医師が処方した薬剤が適切かどうか，薬剤師が処方箋を確認することをいう。いずれも薬剤師の業務の一環である。

A126 疑義照会

★**薬剤師は処方箋に疑義があった場合，処方医に確認しなければならない**（薬剤師法第24条）。
調剤薬局から疑義照会がなされた場合，医療機関は速やかに対応することが求められる。

A127 医薬情報担当者（略称：MR）

★医薬品の効果や効能を詳しく説明できるだけの専門的な知識が必要とされている。そのため，MRになるには，製薬会社等に就職してから半年間の研修を受け，MR認定センターが主催する試験に合格し，MR認定証を取得することが事実上求められている。

A128 臨床検査技師

★国家資格であり，臨床検査技師等に関する法律に根拠規定がある。血液学的・微生物学的・生化学的検査などの検体検査のほか，心電図・心音図・脳波・筋電図・基礎代謝・呼吸機能・脈波・超音波等の生理学的検査を行う。
なお，医師の指示のもとで検査のために静脈採血も行うことができる。

★★ Q129 医師（歯科医師）の指示のもとに，放射線を人体に照射する技術者を〔　　〕という。

〔　　　　　　　　　　　　　　　　〕

★★ Q130 医師の指示のもとに，生命維持管理装置の操作および保守点検を行う技術者のことを〔　　〕という。

〔　　　　　　　　　　　　　　　　〕

★★ Q131 病気や事故などで身体に障害や不自由さを抱える人や，身体機能が衰えた高齢者などに対しリハビリテーションを行い，運動能力の回復を援助する専門職を〔　　〕という。

〔　　　　　　　　　　　　　　　　〕

★★ Q132 病気や事故などで身体に障害や不自由さを抱える人に対して，医師の指導のもとでリハビリテーションを行い，日常生活に必要な能力を高める訓練や指導を行う専門職を〔　　〕という。

〔　　　　　　　　　　　　　　　　〕

Q133 医療現場の心理療法，心理検査，心理相談については，新たに誕生する国家資格である公認心理師のみが行うことができる。

〔　　○　　or　　×　　〕

★ Q134 医師の指示のもとに，両眼視機能の回復のための矯正訓練とこれに必要な検査を行う専門職のことを〔　　〕という。

〔　　　　　　　　　　　　　　　　〕

★ Q135 障害などにより，話すことや聴くことに不自由のある人に対して，言語能力や聴力能力を回復させるリハビリテーションを行う専門職を〔　　〕という。

〔　　　　　　　　　　　　　　　　〕

A129 診療放射線技師

★国家資格であり，診療放射線技師法に根拠規定がある。なお，健康診断として胸部エックス線撮影のみを行う場合，医師または歯科医師の立会いが不要。2015年4月1日より，医師の指示のもとでCTおよびMRI検査時の造影剤の血管内投与，投与後の抜針，止血の行為，下部消化管検査時などの肛門からのカテーテル挿入なども行える。

A130 臨床工学技士（略称：CE/ME）

★国家資格であり，臨床工学技士法に根拠規定がある。「生命維持管理装置」とは，人の呼吸，循環，代謝の機能の一部を代替または補助することが目的とされている装置をいう。

A131 理学療法士（略称：PT）

★国家資格であり，理学療法士及び作業療法士法に根拠規定がある。医師の指示のもとに，治療体操などの運動療法を行うほか，電気刺激，マッサージ，温熱などの物理療法も行う。

A132 作業療法士（略称：OT）

★国家資格であり，理学療法士及び作業療法士法に根拠規定がある。医師の指示のもとに，食事，排泄，入浴といった日常生活を送るうえで必要になる動作の訓練や，精神に障害のある人などに対して，考え方を変えたり，気分を発散させたりするアプローチなどを行う。

A133 ×

★公認心理師は，独占業務ではない。よって，設問の業務は公認心理師でないものでも行える。ただし，診療報酬において，公認心理師であることが求められるものもある。

A134 視能訓練士（略称：ORT）

★国家資格であり，視能訓練士法に根拠規定がある。

A135 言語聴覚士（略称：ST）

★国家資格であり，言語聴覚士法に根拠規定がある。医師または歯科医師の指示のもと，言語訓練などの訓練，嚥下訓練，人工内耳の調整等を行う。

Q136 医師の処方のもとに，義肢および装具の装着部位の採型，製作および身体への適合を行う専門職のことを〔　　　〕という。　　　　　　　　　　〔　　　　　　　　　　　〕

★ **Q137** 厚生労働大臣の免許を受け，傷病者に対する栄養指導や給食管理を行う職種は〔　　　〕である。
〔　　　　　　　　　　　　　　　　　　　　〕

Q138 医師の指示のもとに，病院への搬送途上に限り傷病者に対し救急車等での救急救命処置を施し，速やかに病院へ搬送することを専門とする専門職を〔　　　〕という。
〔　　　　　　　　　　　　　　　　　　　　　　　　〕

★ **Q139** 歯科診療にたずさわる職種と仕事内容の組み合わせで誤っているものはどれか。
①歯科技工士……入れ歯や差し歯・銀歯などの製作・加工
②歯科衛生士……歯石除去，ホワイトニング
③歯科助手……歯磨き指導
〔　　　　　　　　　　　　　　　　　　　　　〕

福祉分野にたずさわる職種

★ **Q140** 福祉分野にたずさわる職種とその仕事内容の組み合わせで正しいものはどれか。
①介護福祉士……介護に関する申請手続の代行
②精神保健福祉士……精神疾患患者に対する活動・社会適応能力の評価
③社会福祉士……療養中の心理的・社会的問題の解決調整援助，退院支援業務
〔　　　　　　　　　　　　　　　　　　　　　〕

A136 義肢装具士

★国家資格であり，義肢装具士法に根拠規定がある。

A137 管理栄養士

★管理栄養士の免許がなくともこれらのことを行うことは違法ではない（名称独占資格）。しかし，管理栄養士でなければ，診療報酬点数表上，診療報酬の請求が認められない。

A138 救急救命士
（略称：EMT）

★国家資格であり，救急救命士法に根拠規定がある。なお，そのほとんどが消防署に勤務する。

A139 ③

★歯磨き指導は歯科衛生士の業務になる。歯科衛生士は，このほかに②のような歯牙，口腔疾患の予防措置および歯科診療の補助を行う。
歯科助手は主に器具の清掃，準備，患者の介助，受付などを行う。

A140 ③

★それぞれの職種の仕事内容は以下の通りである。
　介護福祉士：心身の状況に応じた介護（身体介助・生活援助・喀痰吸引・経管栄養）の実施，介護に関する指導。
　精神保健福祉士：精神障がい者に対する相談援助など（略称：PSW）。
　社会福祉士：日常生活を営むのに困難な人等からの相談に対する助言や指導，援助。特に，患者やその家族を中心に行う職種を医療ソーシャルワーカー（略称：MSW）という。ただし，MSW は社会福祉士の資格がなくても業務を行うことができる。

★ **Q141** 要介護者及び要支援者の個々に解決すべき課題を把握し、利用者の状態に適したケアプランを作成して要介護者と介護サービスの仲介を行う専門職を訪問介護員という。

〔　　○　　or　　×　　〕

管理その他の職種

★ **Q142** 診療録に含まれるデータや情報を加工、分析、編集し活用することにより医療の安全管理、質の向上および病院の経営管理に寄与する専門職のことを〔　　　〕という。

〔　　　　　　　　　　　　　〕

★ **Q143** 2008年度の診療報酬改定より導入された、医師の指示のもとで医師が行う各種事務作業を補助・代行する職種は〔　　　〕である。　〔　　　　　　　　　　　　〕

★ **Q144** Q143の職種を配置するには、〔　A　〕か月の研修期間内に〔　B　〕時間以上の研修を満たすことが求められる。

A〔　　　　　　　　　　　　〕
B〔　　　　　　　　　　　　〕

★ **Q145** 以下のうち、Q143の職種が行うことのできない業務はどれか。
①診断書などの文書作成補助
②診療記録への代行入力
③診療報酬請求業務　　〔　　　　　　　　　　〕

職種の連携

★ **Q146** 医師や歯科医師の指示のもとに、業務を行う医療従事者をひとまとめにして〔　　　〕という。

〔　　　　　　　　　　　　　〕

A141 ×

★設問の専門職は介護支援専門員（通称：ケアマネジャー〔ケアマネ〕）の仕事内容である。
訪問介護員は，ホームヘルパーといい，在宅で生活している者の居宅を訪問し，身体介護や生活援助を行う者をいう。

A142 診療情報管理士（略称：HIM）

★四病院団体協議会（日本病院会，全日本病院協会，日本医療法人協会，日本精神科病院協会）および医療研修推進財団が資格付与する民間資格である。

A143 医師事務作業補助者

★医師の業務負担の多さが，長年問題視されている。医師が今まで行っていた事務業務の負担を軽減し，その分を診療に充てることで，医療の質を向上させることを目的に導入された。

A144 〔A〕6
〔B〕32

★医師事務作業補助者を配置するにあたっては，設問の研修企画の策定，実施を記録するほか，配置責任者の選任や院内規程の整備などを行う必要がある。

A145 ③

★医師事務作業補助者の業務は，勤務医の負担軽減を目的とした，医療の質の向上に資する事務作業に限定されている。そのため，診療報酬請求事務のほか，受付業務，経営管理，看護業務の補助などは認められていない。

A146 コ・メディカル

★「パラ・メディカル」ともいうが，"para-" は「補足する」「従属する」という意味であり，医師以外の関係スタッフを卑下した印象があることから，現在では「協同」を意味する"co-"を用いた「コ・メディカル」という呼称が広く受け入れられている。

★★ **Q147** 一人ひとりの患者に対し，関係する専門職が集まり，チームとして医療を行うことを〔　　　〕という。

〔　　　　　　　　　　　　　　　　　　　　　〕

★ **Q148** ある事例やテーマについて，関係者が集まって協議する会議を〔　　　〕という。〔　　　　　　　　　　　　　　〕

▶▶ 2. 医療提供施設の種類 ……………………

医療提供施設の基本法

★★ **Q149** 医療提供施設の開設，管理，整備の方法などを定める法律は〔　① 社会福祉法　② 医療法　③ 地域保健法〕である。〔　　　　　　　　　　　　　　　　　　　　　〕

医療提供施設

●診療所

★★ **Q150** 診療所は，患者を入院させるための施設を有しないか，〔　　　〕人以下の患者を入院させるための施設を有するものをいう。〔　　　　　　　　　　　　　　　　　　　〕

★★ **Q151** 臨床研修等修了医師が診療所を開設しようとする場合，開設後10日以内に，都道府県知事に届出をしなければならない。〔　　　○　　or　　×　　〕

●病院

★★ **Q152** 病院とは，〔　　　〕人以上の患者を入院させるための施設を有するものをいう。〔　　　　　　　　　　　　　　〕

A147 チーム医療

★医療従事者がお互い対等に，専門性を活かして連携することで患者中心の医療の実現を目指すものである。病院においては，感染症対策チーム（ICT），栄養サポートチーム（NST），緩和ケアチーム，褥瘡対策チーム，などがある。

A148 カンファレンス

★カンファレンスは，問題の解決，情報の共有化，あるいは意思統一を目的として行われる。

A149 ②

★1948（昭和23）年に制定された。
医療提供理念〔Q2〕，医療の安全の確保，医療計画の策定，医療情報の提供，病院・診療所・助産所の開設などを定めている。
なお，社会福祉法は，利用者の保護と地域福祉の向上を目的とした社会福祉事業の法律であり，地域保健法は，保健所の設置や地域住民の健康維持と増進を目指す法律である。

A150 19

★2023年10月31日現在，一般診療所の数は105,453，歯科診療所は67,137である。
プライマリケアを主に担う。入院患者の病状が急変した場合においても適切な治療を提供することができるよう，医師の診療体制の確保に努めるとともに，他の病院または診療所との緊密な連携の確保が求められる（医療法第13条）。

A151 ○

★医師の自由開業制を支える規定である（医療法第8条）。
なお，臨床研修等修了医師以外の者が診療所を開設しようとする場合は，開設前に都道府県知事の許可を受けなければならない。実務上，臨床研修等修了医師以外の者で想定されているものは医療法人などの「法人」である。

A152 20

★2023年10月31日現在の施設数は8,125である。
1990年をピークとして減少が続いている。

★★ **Q153** 病院は，傷病者が，〔 A 〕的でかつ適正な診療を受けることができる便宜を与えることを主たる目的として〔 B 〕され，かつ，運営されるものでなければならない（医療法第1条の5）。

A〔   〕
B〔   〕

★★ **Q154** 次のうち，病院が都道府県知事の許可を必要としないものはどれか？

①開設　　②病床数の増加　　③病床数の減少

〔   〕

★★ **Q155** 地域医療支援病院は以下のようなことを行い，かかりつけ医等を支援する能力を備えた病院をいう。

・地域の医療機関からの紹介患者に対する医療の提供
・病院のもつ医療機器の〔 A 〕利用
・〔 B 〕医療の実施
・地域の医療従事者の資質向上のための〔 C 〕

A〔   〕
B〔   〕
C〔   〕

★★ **Q156** 地域医療支援病院になるには，〔　　　〕の承認が必要である。

〔   〕

★★ **Q157** 地域医療支援病院になるには，病床数は〔　　　〕床以上必要である。

〔   〕

★ **Q158** 地域医療支援病院は，他の医療機関からの紹介患者でなければ，患者を受け入れることはできない。

〔　　　○　　or　　×　　〕

A153 (A) 科学
(B) 組織

★法令上，医師，看護師等一定数の医療従事者や診察室，手術室，エックス線装置，調剤所，そして給食施設など，所定の施設を有することが求められる。

A154 ③

★病院の開設および増床については，医療法第7条参照。各都道府県の医療圏（Q173参照）において，基準病床が定められており，都道府県において，病床数の上限を管理する必要があることによる。
減床においては，許可はないため，変更後10日以内に都道府県知事に届出をすればよいことになっている（医療法施行令第4条第1項参照）。

A155 (A) 共同
(B) 救急
(C) 研修

★地域医療支援病院は第三次医療法改正（1997年）で制度化された。2次医療圏ごとに整備される。病院に必要な施設のほか，以下の施設が必要である。
・集中治療室
・化学，細菌および病理の検査施設
・病理解剖室，研究室，講義室，図書室
・救急用または患者輸送用自動車
・医薬品情報管理室

A156 都道府県知事

★承認に当たっては，あらかじめ都道府県医療審議会の意見を聴くものとされる。

A157 200

★医療法施行規則第6条の2の規定による。

A158 ×

★地域医療支援病院は一定の割合以上の紹介患者の受け入れは必要だが，下表の通り，すべての患者が紹介患者でなければならないわけではない。

タイプ	紹介率	逆紹介率
A	80%	
B	65%	40%
C	50%	70%

★★ **Q159** 病院のうち，高度医療の提供，高度医療技術の開発・評価，高度医療に関する研修を行うことができるものは〔　　　〕である。　　　　　　　　　〔　　　　　　　　　　　〕

★★ **Q160** Q159 の病院になるには，〔　　　〕の承認が必要である。　　　　　　　　　〔　　　　　　　　　　　〕

★★ **Q161** Q159 の病院になるには，病床数は〔　　　〕床以上必要である。

〔　　　　　　　　　　　　　　　〕

★ **Q162** 国際水準の臨床研究や医師主導治験の中心的な役割を担う病院を〔　　　〕という。〔　　　　　　　　　　〕

★★ **Q163** 病院または診療所の管理者（院長）の職種は〔　　　〕である。　　　　　　　　　〔　　　　　　　　　　　　〕

●その他の医療提供施設

★ **Q164** 助産師が分娩の手助けを行うほか，妊婦・産婦・じょく婦または新生児の保健指導などを行う医療提供施設を〔　　　〕という。　　　　　　　　〔　　　　　　　　　　〕

A159 特定機能病院

★特定機能病院は第二次医療法改正（1992年）で制度化された。大学付属病院のほか，国立がん研究センター，国立循環器病研究センターおよび大阪府立成人病センターなどが該当する。病院に必要な施設のほか，以下の施設が必要である。
- 一般病院よりも手厚い医師，看護職員の数
- 所定の診療科のうち16（特定領域型は10）以上の診療科
- 集中治療室，化学，細菌および病理の検査施設
- 病理解剖室
- 研究室，講義室，図書室
- 無菌病室，医薬品情報管理室
- 医療安全管理体制の整備

  なお，地域医療支援病院とは異なり，法令上，救急医療を提供することは求められていない。

A160 厚生労働大臣

★承認に当たっては，社会保障審議会の意見を聴くことが求められている。

A161 400

★医療法施行規則第6条の5の規定による。

A162 臨床研究中核病院

★日本発の革新的医薬品・医療機器の開発などに必要となる質の高い臨床研究や治験を推進する目的で，2015年4月1日より導入された。患者申出療養の申請および審査も行う。病床数400床以上で，内科・外科をはじめ10以上の診療科を標榜すること，臨床研究の実績要件，人員要件を満たし，ガバナンス体制が整っていることが厚生労働大臣の承認の要件となる。

A163 医師または歯科医師

★医療法第10条の規定による。なお，臨床研修制度成立後に新たに医籍登録された医師が管理者になるためには，**臨床研修の修了**が求められる（Q113参照）。

A164 助産所

★医療法第2条の規定による。なお，助産師が助産所を開設する場合は，知事に届出をすればよい。

★★ **Q165** Q164の医療提供施設では，同時に〔　　　〕名まで入所させることができる。　〔　　　　　　　　　　　　　〕

Q166 日常的な医学管理が必要な重介護者の受入れと看取り・終末期ケアの機能と生活施設としての機能を備える施設を〔　　　〕という。　〔　　　　　　　　　　　　〕

医療提供施設の開設者

★ **Q167** 病院，診療所，または介護老人保健施設の開設・所有を目的とする法人を〔　　　〕という。
〔　　　　　　　　　　　　　　　　　〕

★ **Q168** 病院などを運営する複数の法人が参加して，地域の医療機関相互間の機能の分担・連携を推進し，質の高い医療を効率的に提供するための設立する法人のことを〔　　　〕という。　〔　　　　　　　　　　　　　〕

★ **Q169** 都道府県，市町村，その他厚生労働大臣の定める者の開設する病院または診療所のことを〔　　　〕という。
〔　　　　　　　　　　　　　　　　　〕

★ **Q170** わが国の医療機関の多くは，国公立である。
〔　　　○　　or　　×　　〕

A165 9

★医療法第2条第2項では，「妊婦，産婦又はじょく婦10人以上の入所施設を有してはならない」と規定されている。

A166 介護医療院

★医療費の適正化，医療療養病床との役割分担を明確化の目的で，2018年3月31日に介護療養型医療施設が廃止される予定であった。しかし，廃止されると医療・介護難民を生み出す恐れがあったことから，その受け皿として，2017年の介護保険法の改正によって設けられた。

A167 医療法人

★1950（昭和25）年に創設された。個人事業主としての医療機関に比べて，(1)節税，(2)対外的信用度の向上，(3)事業承継が容易——などのメリットがある。
設立には都道府県知事の認可が必要である。

A168 地域医療連携推進法人

★2015年の医療法改正により制度が創設され，2017年4月2日から施行された。この法人を通じて医薬品や機器の共同購入，教育研修の共同化，職員派遣や資金融通などに取り組むことができる。

A169 公的医療機関

★「厚生労働大臣の定める者」とは，国民健康保険団体連合会，日本赤十字社，恩賜財団済生会などである。**国立病院はこれには含まれない**。公的医療機関は，一般の医療機関では，それほど期待できない業務や医療関係者の養成などを積極的に行い，それらを医療と一体的に運営することが求められる。

A170 ×

★2022年10月31日現在，開設者別にみると，病院では医療法人（約7割）が最も多く，次いで公的医療機関（約15％）である。一般診療所では，医療法人（約44％）が最も多く，次いで個人（約38％）である。

▶▶ 3. 地域医療を支えるしくみや機関 …………

医療提供体制の整備

★★ Q171 地域の医療体制の整備を促進し，効率のよい医療を提供できるよう，都道府県が6年ごとに定める計画を〔　　　〕という。　　　　　　　〔　　　　　　　〕

Q172 2025年に向け，病床の機能分化・連携を進めるために，医療機能ごとに2025年の 医療需要と病床の必要量を推計し，定めるものを〔　　　〕という。

〔　　　　　　　　　　　　〕

★ Q173 地域の実情に応じた医療を提供する体制を確保するために，都道府県が設定する地域単位を〔　　　〕という。

〔　　　　　　　　　　　　〕

★ Q174 以下の表は，医療機関が主に都道府県に報告するものをまとめたものである。

報告	内容
〔　A　〕	毎月5日までに在院患者延数，月末在院患者数，新入院患者数，退院患者数，外来患者延数を報告
〔　B　〕	一般病床，療養病床を有する医療機関が担っている機能を報告
〔　C　〕	医療資源を重点的に活用する外来の状況，紹介受診重点医療機関になる意向の有無等を報告

A〔　　　　　　　　　　　〕
B〔　　　　　　　　　　　〕
C〔　　　　　　　　　　　〕

A171 医療計画

★3年ごとに居宅等医療事項について，6年ごとに基準病床数，地域医療支援病院の整備，へき地医療・救急医療の確保などについて見直す。

A172 地域医療構想

★各期の高度急性期，急性期，回復期，慢性期の4つの医療機能の病床必要量を計算し，調整会議で地域の状況に応じた機能分化と連携を協議する。2025年までに医療提供体制を構築する目標としている。

A173 医療圏

★段階に応じて次のように第一〜三次まで設定されている。

医療圏	設定単位	提供内容
一次医療圏	市町村	外来中心の身近な保健医療サービス
二次医療圏	複数の市町村	健康増進・疾病予防から入院まで一般的な保健医療
三次医療圏	都道府県	最先端で高度な特殊医療

A174 〔A〕病院報告
〔B〕病床機能報告
〔C〕外来機能報告

★**病院報告**は，全国の病院，療養病床を有する診療所における患者の利用状況を把握し，医療行政の基礎資料を得ることを目的とする。一方，**病床機能報告**と**外来機能報告**は，都道府県が各医療機関の担っている医療機能を把握し，それに基づいて地域における医療機能の役割を明確にし，医療機関等の連携を図ることを目的としている。

Q175 医療法人は，事業報告書等とは別に，毎年，会計年度終了後，原則3カ月以内に都道府県へ，病院・診療所ごとの経営情報を報告しなければならない。

〔　　○　　or　　×　　〕

Q176 疾病の予防，健康増進など地域住民の保健指導を行う公的機関はどれか。
①地域包括支援センター
②地域医療支援センター
③保健所

〔　　　　　　　　　　〕

医療機関の役割と連携

Q177 外来機能報告制度（**Q174**）に基づいて，外来診療データや病院の意向を踏まえて紹介患者への外来を基本とする医療機関のことを〔　　　〕という。

〔　　　　　　　　　　〕

★ **Q178** 消防法の規定に基づいて認定された，通常の診療時間外の傷病者や緊急時に医療を必要とする傷病者に対して，医療を提供する医療機関を〔　　　〕という。

〔　　　　　　　　　　〕

★ **Q179** 〔　　　〕は，急性心筋梗塞，脳卒中，頭部外傷など，二次救急医療機関では対応できない複数診療科領域の重篤な患者に対して高度な医療技術を提供する三次救急医療機関である。　　　　〔　　　　　　　　〕

★ **Q180** 地域内の病院群が共同連帯して，交代により休日・夜間などにおける重症患者の診療を受け入れる体制を〔　　　〕という。　　　〔　　　　　　　　〕

A175 ○

★医療の置かれている現状と実態を把握するために必要な情報を収集し，政策の企画・立案に活用する目的である。2023年8月以降に決算期を迎える医療法人から順次行われる。

A176 ③

★地域包括支援センターは，介護予防サービスの相談など高齢者に関する様々な相談を受け，必要なサービスにつないだり，権利や安全を守る活動を行う機関である。また，**地域医療支援センター**は，医師不足対策を総合的・効果的に実施するために各都道府県に設置されているものである。

A177 紹介受診重点医療機関

★外来機能の明確化・連携を強化し，患者の流れの円滑化を図るため，都道府県が医療機関と協議の上，公表するものである。
この医療機関に紹介状なしで初診受診する場合は，選定療養として定額負担が求められる。

A178 救急告示医療機関

★機能分担によって，都道府県単位で一次（軽度の外来初期診療。例えば，休日・夜間急患センター），二次（入院や手術が必要な診療），および三次（重症で高度な専門性を要する診療）の3つに分かれている。
また，3年ごとに認定を更新する必要がある。告示を受けなくても救急に対応することはできるが，告示を受けていると診療報酬や地方交付税が優遇される。

A179 救命救急センター

★2022年4月1日現在，全国に299施設存在する。

A180 病院群輪番制

★二次医療機関ごとに整備され，参加した病院には市町村から補助金が交付される。

Q181 災害時に，高度な診療，被災地からの重症患者受け入れ，広域後方搬送対応，医療救護班派遣，地域医療機関への応急医療資機材貸出しなど，医療救護活動の中核を担う病院のことを〔　　　〕という。

〔　　　　　　　　　　　　　　　　　　　〕

★ **Q182** 地域医療等において，核となる病院と地域内の診療所が行う連携のことを〔　　　〕という。

〔　　　　　　　　　　　　　　　　　　　〕

Q183 急性期から回復期，さらには在宅までの切れ目のない円滑な医療提供体制の実現を目指して，治療を受けるすべての医療機関で共有する治療計画のことを〔　　　〕という。

〔　　　　　　　　　　　　　　　　　　　〕

Q184 診療所のうち，在宅療養支援診療所は，24時間往診が可能な体制を確保しなければならない。

〔　　　○　　or　　×　　〕

★ **Q185** 無床診療所で診察を受けた患者が，入院して治療を受ける必要がある場合，開業医と契約している病院に患者を入院させ，開業医が主治医となって病院の施設を自由に使用して患者の治療にあたるシステムのことを〔　　　〕という。

〔　　　　　　　　　　　　　　　　　　　〕

★ **Q186** 終末期の患者に対して，身体的苦痛や精神的苦痛を緩和・軽減させ，尊厳を保ちながら最期を迎えるケア（ターミナル・ケア）を中心に行う施設を〔　　　〕という。

〔　　　　　　　　　　　　　　　　　　　〕

A181　災害拠点病院

★地域災害医療センターと基幹災害医療センターに区分される。地域災害医療センターは，災害時に救急対応と傷病者の受け入れ・搬出を行い，原則二次医療圏ごとに1カ所以上整備される。基幹災害医療センターは，これらの機能を強化し，要員の訓練や研修を行う病院のことをいい，各都道府県に原則1カ所設置される。

A182　病診連携

★必要に応じ，患者を診療所から専門医や医療設備の充実した核となる病院に紹介し，高度な検査や治療を提供する。快方に向かった患者は元の診療所で診療を継続する。患者の継続的な医療の確保と，適切な医療の供給が目的である。

A183　地域連携クリティカルパス

★医療機関が診療内容を提示することで，患者は安心して治療を受けられ，回復期病院では転院時の状態を把握し，早めにリハビリを開始できる。

A184　○

★診療報酬制度において，在宅療養支援病院・在宅療養支援診療所は24時間の連絡・往診・訪問看護，および緊急入院の体制を整え，他医療機関への情報提供や年1回の看取り数等の報告などが求められる。

A185　オープンシステム

★患者はかかりつけ医の目の届くところで継続して安心できる医療を受けられるという特長がある。

A186　ホスピス

★生命の持続よりも，その身体的痛みや精神的苦痛を取り除くこと（緩和ケア）に重点が置かれる。なお，末期がん患者と末期エイズ等の患者のうち，緩和ケア病棟に入院する場合は公的医療保険の対象となる。

★ | Q187 | 薬の処方を医師，調剤を薬剤師というように，投薬を分担
して行うことを〔　　　〕という。

〔　　　　　　　　　　　　　　〕

▶▶ 4. 病院の組織と運営 ··························

病院の機能

★★ | Q188 | 病院の主要な機能は，〔　①　外来　　②　入院　　③
在宅　〕医療を必要とする患者に検査と治療を組織的・包
括的に行うことである。

〔　　　　　　　　　　　　　　〕

★★ | Q189 | 病院の付加機能として，他の医療機関の医療従事者への教
育・研修等による地域医療への支援，新しい薬や高度の治
療法の研究・開発，地域の保健衛生への貢献などがある。

〔　　　○　　or　　×　　〕

設備・人員配置の基準

★★ | Q190 | 医療法では病院の病床の区分を以下のように定めている。

病床	内容
精神病床	精神疾患を有する患者を入院させる病床
感染症病床	一類感染症，二類感染症，新感染症などの患者を入院させる病床
結核病床	結核の患者を入院させる病床
〔　A　〕病床	主に長期に療養を必要とする患者を入院させる病床
〔　B　〕病床	主に急性期の患者を対象とする病床

A〔　　　　　　　　　　　　〕
B〔　　　　　　　　　　　　〕

A187 医薬分業

★医薬分業を行うことは以下のメリットがある。
・薬が手元になくても医師が自由に処方できること。
・調剤薬局で薬歴管理を行うことで，複数診療科受診による重複投与，相互作用の有無の確認ができ，薬物療法の有効性・安全性が向上すること。日本薬剤師会によれば，2022年度の医薬分業率（処方箋枚数／投薬対象数）は全国平均で76.6%である。

A188 ②

★医療法において，職種ごとに一定数の医療従事者が必要とされ，20名以上の収容施設や一定の設備を整えるように求められている。そのため，**病院の主要機能は入院に伴う診療機能である**といえる。

A189 ○

★これらの機能は，すべての病院が備える必要がある。また，それぞれの機能が個々に機能するのではなく，包括的かつ組織的に行われることが求められる。

A190 (A) 療養
(B) 一般

★日本国内の病院の病床数の内訳は以下のとおりである（2023年10月31日現在）。

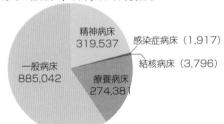

精神病床 319,537
感染症病床（1,917）
結核病床（3,796）
一般病床 885,042
療養病床 274,381

なお，療養病床を設置するにあたり，医療機関には，長期療養患者に適した人数の医師，看護師等を配置し，機能訓練室，談話室を設けることが要求される。

★★ **Q191** 病院の一般病床において，法令上，具体的に人員配置基準が定められている職種は，医師，看護職員（看護師・准看護師），薬剤師，〔　　　〕である。

〔　　　　　　　　　　　　　〕

★ **Q192** 病院の一般病床における人員配置基準として誤っているものは以下のうちどれか。
①医師は患者 16 人に対して 1 人
②看護職員（看護師・准看護師）は患者 4 人に対して 1 人
③薬剤師は患者 70 人に対して 1 人

〔　　　　　　　　　　　　　〕

Q193 病院では，原則として，医師を交代で宿直させなければならない。　〔　　○　　or　　×　　〕

★ **Q194** 現行の医療法において，病院の一般病床は 1 床当たり〔　　　〕m² 以上あることが求められる。

〔　　　　　　　　　　　　　〕

★ **Q195** 現行の医療法において，病院の廊下の幅は①片側居室の場合は〔　A　〕m 以上，②両側居室の場合は〔　B　〕m以上あることが求められる。

A〔　　　　　　　　　　　〕
B〔　　　　　　　　　　　〕

Q196 エックス線装置を設置した場合は，保健所を通じて都道府県知事に届け出なければならないが，変更・廃止する場合はこの限りではない。

〔　　○　　or　　×　　〕

A191 栄養士

★栄養士は病床数 100 以上の病院では 1 名以上必要である。

A192 ②

★適正な医療を実施するためには一定水準以上の人員を確保する必要がある。

病床区分		職　種						
		医師	薬剤師	看護師及び准看護師	看護補助者	栄養士	診療放射線技師,事務員その他従業員	理学療法士作業療法士
一般病院	一般	16：1	70：1	3：1	—	病床数100以上の病院に1人	適当数	適当数
	療養	48：1	150：1	4：1	4：1			
	外来	40：1 耳鼻咽喉科・眼科は80：1	取扱処方せんの数75：1	30：1				

この標準を大きく下回る状態が長く続き，医療に支障が生じる場合，都道府県知事は医療機関に対して人員増員命令や業務停止命令を出すことができる。

A193 ○

★医療法第 16 条の規定による。宿直とは，夜間に勤務先に泊まることを前提とした勤務をいう。人手の少ない夜間に緊急事態が発生した場合に対処するためである。

A194 6.4

★2001 年 3 月 1 日時点で許可を受けて設置されているものについては，1 床当たり最低 4.3㎡あればよい。

A195 (A) 1.8
(B) 2.1

★2001 年 3 月 1 日時点で許可を受けて設置されているものについては，①片側居室の場合は 1.2m，②両側居室の場合は 1.6m あればよい。

A196 ×

★変更・廃止の場合も都道府県知事に届け出しなければならない（医療法施行規則第 24 条，第 29 条）。

病院の組織

★ **Q197** 医療法人が開設者である病院の場合，病院の責任者は〔 A 〕であり，医療法人全体を代表する役職が〔 B 〕と呼ばれる。

A〔　　　　　　　　　　〕

B〔　　　　　　　　　　〕

★ **Q198** 以下の図は，病院の組織図の概略を示したものである。

```
                      ┌─〔 A 〕部門 ── 内科，外科，放射線科など
                      │
                      │  診療技術部門     診療放射線部，臨床検査部，
                      ├─ （医療技術） ── リハビリテーション部，臨
                      │                   床工学部，栄養部など
           副院長     │
                      │                ┌─ 外来
  院長 ───────────────┤  〔 B 〕部門  ├─ 病棟
                      ├─ 診療の補助，  └─ 手術室
                      │  患者のケアや観察
                      │                ┌─ 医事課
                      └─ 〔 C 〕部門  ├─ 経理課
                                       └─ 庶務課
```

A〔　　　　　　　　　　〕

B〔　　　　　　　　　　〕

C〔　　　　　　　　　　〕

●診療系の部署

★ **Q199** 病院の組織のなかで，医師の詰めている部屋を〔　　　　〕という。　　　〔　　　　　　　　　　〕

★ **Q200** 病床が一定数集まった看護体制の1単位のことを〔　　　〕という。　　　〔　　　　　　　　　　〕

A197 〔A〕院長（または管理者）
〔B〕理事長

★院長は法令上「**管理者**」と呼ばれ，病院の開設者から管理の責任を委託される。主な仕事は医療の安全管理体制の構築と従業員の管理監督である。**理事長**は理事のなかから選ばれ，医療法人の日常的な運営管理の決定を行う。

A198 〔A〕診療
〔B〕看護
〔C〕事務

★〔A〕は診療各科で診療に携わるのは一般的に診療部門である。
〔B〕は診療の補助，患者のケアや観察を行うことから看護部門が該当する。
〔C〕はヒト・モノ・カネと情報といった病院全体の業務を管理するのは，一般的に事務部門となる。
病院の組織は，各院の状況により細分化あるいは集約化されているが，一般的に左のように4つの部門から成り立つ。

A199 医局

★大学付属病院の場合は，教授から研修医まで医師集団の体制そのものを指すことが多い。

A200 病棟

★フロア単位が基本であるが，同じフロアで複数の病棟がある場合や，複数のフロアで1つの病棟を構成している場合もある。診療報酬点数表の施設基準では，1病棟あたりの病床数は60床以下（精神病棟は70床）を標準としている。

★ Q201 脳血管疾患や股関節部位の骨折などの患者に対して，機能回復を目的としてリハビリテーションを提供する病棟を〔　　　〕という。　　　〔　　　　　　　　　　　　　〕

★ Q202 一般病棟での治療を終えた患者を受け入れるほか，在宅療養中の患者で病態が急変した患者を受け入れる病棟を〔　　　〕という。　　　〔　　　　　　　　　　　　　〕

★ Q203 手術や処置で用いる器械・器具の洗浄，包装，滅菌を行う場所を〔　　　〕という。〔　　　　　　　　　　　　　〕

●事務系の部署

★★ Q204 病院の事務のなかで，外来受付，入退院事務，診療報酬計算・請求，窓口応対などの業務を行う部署（課）を〔　　　〕という。　　　〔　　　　　　　　　　　　　〕

★★ Q205 病院の事務部門のうち，以下の（A）～（D）の業務を行う部署はどれか。
(A) 会計・出納業務
(B) 物品の購入管理や在庫管理
(C) 人材活用の戦略立案，実行の業務
(D) 病院組織全体に関係する業務
　①　経理　　②　人事　　③　総務　　④　用度
(A)〔　　　〕(B)〔　　　〕(C)〔　　　〕(D)〔　　　〕

★ Q206 医療機関において，自院と他院・他施設をつなぐ部署を〔　　　〕という。　　　〔　　　　　　　　　　　　　〕

A201　回復期リハビリテーション病棟

★医療保険（診療報酬点数表）で規定されているものである。医療資源の有効活用と，医療費抑制の観点から療養型病床群への入院から在宅復帰への移行を目的に2000年に導入された。

A202　地域包括ケア病棟

★医療保険（診療報酬点数表）で規定されているものである。高齢者が増えるなかで医療と介護を複合化し，対応できる体制づくりを目的に2014年に導入された。入院日数は原則として60日が上限である。

A203　中央材料室

★設問の業務は看護職員が行うことが多い。

A204　医事（課）

★医事課の業務は多岐にわたっており，他の企業形態では存在しない病院独特の部署である。

A205　(A) ①　(B) ④　(C) ②　(D) ③

★それぞれの部署は以下の業務を扱う。

経理（会計）	入出金処理，現金の出納，支払業務，銀行取引などのほか，決算書類の作成や税務処理など
人事	要員管理，人事制度運用・構築，福利厚生制度，教育訓練制度など
用度	医薬品，医療材料，医療機器などの物品の管理，流通
総務（庶務）	上記以外の業務全般。ただし，上記の部署がない場合はこれらの業務も扱う。

A206　地域（医療）連携室

★患者がスムーズに医療機関へ受診・入院できるように，また医療機関から退院・転院することができるように，医療機関，介護施設をはじめ，行政や福祉に関わる多くの施設をつなぐ役割を担う。

★★ **Q207** 病院組織は多くの専門職の集まりであるため，自分たちの範囲内の利益だけを追求し，他のことには関心をもたないという〔　　　〕が発生しやすい，と言われている。

〔　　　　　　　　　　　　　　〕

★ **Q208** 病院の組織のなかで，部門別に横に広がった組織の調整と，業務の遂行に助言を与える機能をもつものは〔　　　〕である。

〔　　　　　　　　　　　　　　〕

▶▶ 5. 病院の活動を支える組織理論 ……………

組織運営のデザイン

★★ **Q209** 「組織」とは，共通の目的のために何人かが寄り合って集団になることである。　〔　　○　　or　　×　　〕

★★ **Q210** 医療機関の経営管理は，疾患の予防，治療，患者の社会復帰に関することのみに力を注げばよい。

〔　　○　　or　　×　　〕

★ **Q211** 企業等の利害関係者のことを〔　　　〕という。

〔　　　　　　　　　　　　　　〕

★ **Q212** 経営分析の手法で，企業が他企業の優良事例を分析し，学び，自社の経営や手法などを改善することを〔　　　〕という。　〔　　　　　　　　　　　　　　〕

★★ **Q213** 組織において，事業目的に直結する業務に従事する役割を担うものを〔　A　〕といい，これに対して助言や勧告を担う役割のことを〔　B　〕という。

A〔　　　　　　　　　　　　　〕
B〔　　　　　　　　　　　　　〕

A207 セクショナリズム
★病院組織は医師・看護師を含めた職員全体を包含した閉鎖社会であることが要因であるともいえる。

A208 委員会
★現在，病院では，安全管理委員会・業務運営委員会・感染症対策委員会・褥瘡対策委員会など，多種多様な委員会が開かれている。

A209 ×
★確かに共通の目的のために集団を作るのは組織の成立条件の一つだが，このほかにメンバー間の役割や機能が分化・統合されていることが必要である。

A210 ×
★たしかに患者を中心に医療機関の運営を考えることは必要である。しかし，医療機関は公共的存在であるから，事業を継続させることも重要である。そのためには，医療機関は事業目標を立て，それに基づきヒト・モノ・カネや情報を適切に扱って活動することが大切である。

A211 ステークホルダー
★債権者・取引先・患者等である。地域住民・地域社会を含める場合もある。近年，ステークホルダーを医療機関の戦略決定と管理のプロセスで応用することが重要になっている。

A212 ベンチマーク
★自院と規模や医療機能，立地条件が類似している医療機関の経営指標や，厚生労働省の「病院経営管理指標」などを利用して比較分析する。その違いから改善点を整理したり，目標設定に活用したりするのに有効である。

A213 〔A〕ライン
〔B〕スタッフ
★医療機関では，**診療部門，診療技術部門，看護部門に属する部署がライン**とされ，**事務部門の属する部署がスタッフ**と考えられている。

★ **Q214** 組織の役割に関する用語とその内容に関する組合せのうち，誤っているものはどれか。
①職掌……与えられた業務を遂行する義務
②職種……職業の種類
③職務……担当する任務や仕事

〔　　　　　　　　　　　　　　　〕

★ **Q215** 自院の業務を，自院の従業員のみで行うのではなく，全部または一部を院外の人材や専門企業に依頼して行わせることを〔　　　〕という。　〔　　　　　　　　　　　　〕

効果的な組織運営へ

Q216 組織を設計するうえで，職務の責任を職員に負わせるのであれば，権限も与えないといけない。

〔　　　○　　or　　×　　〕

★★ **Q217** 上司が部下に仕事を強制することを〔　　　〕という。

〔　　　　　　　　　　　　　　　〕

★★ **Q218** 「一人の職員に対する直接の上司は一人で，それ以外からは命令を受けない」という組織の原則を「命令系統の統一（命令一元化の原則）」という。

〔　　　○　　or　　×　　〕

★★ **Q219** 組織の運営を行うにあたり，1人の管理者が直接かつ有効に管理・統制できる部下の数に限界がある。

〔　　　○　　or　　×　　〕

A214 ①

★**職掌**とは，労働内容が類似した職務や職種をグループ分けしたもので，職務分類の最も大まかな分け方のことを言う。「与えられた業務を遂行する義務」は「**職責**」の説明である。

A215 アウトソーシング（外部委託）

★新たな人材の確保や設備投資を行なう必要がないため，低いコストで業務の効率化・品質向上ができるメリットがある。医療機関では，臨床検査，病院給食，医療事務，経理・税務会計などが主である。
　一方で，自院に業務のノウハウが蓄積されず，従業員のモチベーション低下を引き起こすデメリットもある。

A216 ○

★これを**権限・責任一致の原則**という。
権限よりも責任のほうがあまりにも大きい場合は，職員に「あきらめ」が生まれる可能性が高くなり，責任よりも権限のほうがあまりにも大きい場合は，「無責任」につながる可能性が高くなる，と言われている。

A217 命令

★命令に従わない場合は懲戒処分を受けることがある。なお，他の職種の者に命じたり依頼したりする場合に，仕事の方法その他必要事項を具体的に示すことを「**指示**」という。

A218 ○

★なお，他の職種の者に対して直接指示を出すことができるのは，あらかじめ上層部が指示の内容について了解しているからである。この理論を「**フェイヨルの橋の理論**」という。

A219 ○

★これを**スパン・オブ・コントロール**（**統制の範囲の原則**，**管理範囲の原則**）という。高度な判断業務を行う組織の上層部では5～6名，単純作業を行う部門では20名程度と言われるが，上司・部下双方の能力，資質等の要因で変化する。

★★ **Q220** 自己の判断でできる仕事上の権利の一部を部下に与えることを〔　　　〕という。

〔　　　　　　　　　　　　　　　　　　〕

★★ **Q221** 定型的な日常業務は，特段の指示がなくても部下が行えるようにし，非定型的な問題に対しては上司から命令を受ける管理の原則を「例外の原則」という。

〔　　　○　　or　　×　　〕

★ **Q222** 人が一定の方向や目標に向かって行動し，それを維持する働きのことを〔　　　〕という。

〔　　　　　　　　　　　　　　　　　　〕

▶▶ 6. 病院会計 ·····························

★ **Q223** 開設主体の異なる各種の病院の損益および財政の状態を体系的，統一的にとらえるために，施設会計としての統一的な処理基準を定めたものを〔　　　〕という。

〔　　　　　　　　　　　　　　　　　　〕

★★ **Q224** 財務諸表のうち，一定期間の収益と費用を明らかにし，企業の経営成績を報告する計算書のことを〔　　　〕という。

〔　　　　　　　　　　　　　　　　　　〕

★★ **Q225** 病医院本来の医業活動から生まれた利益のことを〔　　　〕という。

〔　　　　　　　　　　　　　　　　　　〕

★ **Q226** 病医院の日常的な経営活動による利益のことを〔　　　〕という。

〔　　　　　　　　　　　　　　　　　　〕

A220 権限の委譲

★統制の限界から当然に起こる現象である。日常反復業務は処理基準を作り，他に移譲することが大切である。現場の判断によるスピーディな解決，上司が戦略・マネジメント業務に専念できる，部下の成長に寄与する等の効果が期待される。

A221 ○

★上司が部下に権限を委譲したからといって，上司が責任を放棄したわけではなく，部下に対する管理監督責任が残っている。

A222 モチベーション

★「動機づけ」や「やる気」ともよばれる。**モチベーションは，人の内部・心にあり，行動を引き起こす「動因」と人の外部にあり行動を誘発する「誘因」の2つの要素で構成される。**従業員が業務を遂行する際，上司には部下に命令するだけでなく，仕事の目的や方法を根気強く理解させることが求められる。

A223 病院会計準則

★病院相互あるいは他企業の経営と比較し，経営診断に役立てる目的で，1965年に策定された。一般の企業会計準則とは異なる勘定科目が用いられている

A224 損益計算書

★P/L（Profit and Loss）と略される場合もある。利益または損失の額およびその発生原因を明らかにする。評価を行うには，過年度の損益計算書の数字を比較して数字を見たり，同業種のものと比較することが大切である。

A225 医業利益

★**医業収益**（診療，保健予防活動，医療相談などによる収益）**から，医業費用**（材料，給与，経費，研究研修，広告宣伝などによる費用）**を差し引いた額**で求める。

A226 経常利益

★**医業利益に，医業外収益**（受取利息，補助金収益，患者外給食収益など）**を加え，医業外費用**（支払利息，患者外給食材料費，診療費減免額など）**を差し引いた額**で求める。

★ Q227 一会計期間に計上されるすべての収益から，すべての費用を差し引いて計算された最終的な利益のことを〔　　　〕という。
〔　　　　　　　　　　　　〕

★★ Q228 医療法では，営利を目的とする医療機関の開設の許可が与えられないことがあるが（医療法第7条第5項），ここでいう「営利」とは，利益を得ることを否定しているわけではない。〔　　○　or　×　〕

★ Q229 利益も損失も出ない分岐点のことを〔　　　〕という。
〔　　　　　　　　　　　　〕

★ Q230 医療機関の収入の鍵を握るのは，1人1日当たりの点数である〔　A　〕と〔　B　〕である。
A〔　　　　　　　　　　〕
B〔　　　　　　　　　　〕

★ Q231 医療機関の支出（費用）のうち，一番大きい割合を占めるのは〔　　　〕である。
〔　①材料費　②給与費（人件費）　③設備関係費　〕

★★ Q232 財務諸表のうち，資産・負債・資本の区分をもって，一定時点における企業の財務状態を示すものを〔　　　〕という。
〔　　　　　　　　　　　　〕

★ Q233 財務諸表のうち，一会計期間のすべての資金の収入および支出の内容を記載して，その増減を表すものを〔　　　〕という。〔　　　　　　　　　　　　〕

A227 当期純利益

★経常利益に対して臨時収益と臨時費用（固定資産の売却損益など）を加算・減算したうえで，さらに納税額などを差し引いた額で求める。

A228 ○

★医療機関が正当な医業活動を行ううえで金銭は必要なものであるから，医業活動で利益を得ることは必要である。しかし，患者を無視して利益を追求することは医療の荒廃を招く恐れがある。そのため，医療法では営利目的の医療機関の開設許可を与えなくてもよいという趣旨の条文を設けた。ここでいう「営利」とは，医療法人が剰余金を配当することを禁止していることから（医療法第54条），**配当目的を示すもの**とされる。

A229 損益分岐点

★損益分岐点は以下の式で算定する。

損益分岐点＝固定費÷（1－変動費／売上高）

売上高が6000万円，固定費が5000万円，変動費が1000万円の場合，$5000 \div (1 - 1000/6000) = 6000$（万円）となる。

A230 （A）診療単価
（B）患者数

★診療単価は全国平均が公表されており，これと自院のものとを比較することで診療行為や請求の適切さを分析する。また，患者数の動向を分析することで，存在の周知や患者満足度の向上などの対策を考える。

A231 ②

★医療機関の事業は，他の産業に比べて，労働力の依存度が高く，さらにより高い専門能力をもった人材を必要としている。

A232 貸借対照表

★バランスシート（B/S）ともいう。

A233 キャッシュフロー計算書

★損益計算書での利益と実際に企業に入ってくる現金との間には時間差がある。企業活動を継続して行うには，現金が必要である。そのため，キャッシュフロー計算書は，企業の経営実態をより反映した決算書として重要性を増している。

Q234 設備投資をする際に，多額の資金を必要とせず，利用者が設備の内容を自由に選択でき，その設備の使用料を支払う契約を何というか。

〔 ①レンタル契約 ②リース契約 ③割賦契約 〕

▶▶ 7. 医療機関と物品 ·····························

★ **Q235** 院内で使用される様々な物品の在庫管理・院内搬送業務を〔 ① SDP ② SSP ③ SPD 〕という。

〔 　　　　　　　　　 〕

★ **Q236** 医療は予測不可能な部分もあり，救命の観点から医療材料の欠品は許されないことから，通常の企業とは異なり，医療材料の在庫は多ければ多いほどよい。

〔 　○ or × 〕

▶▶ 8. 医療の質の評価 ·····························

★ **Q237** データを比較する際に，同じような平均値のデータが2つある場合，その2つのデータは同じ内容を示しているといってよい。　〔 　○ or × 〕

Q238 人口1000人当たりの，病気やけがなどで自覚症状のある人の比率を〔 　　〕という。

〔 　　　　　　　　　 〕

A234 ②

★レンタル契約，リース契約，割賦契約とも，導入時には多額の資金は必要ないが，以下の表のとおり差異がある。

契約形態	利用する物	期間途中での返却	所有権	廃棄物の処理
レンタル	貸主の所有物	可	貸主（レンタル企業）	貸主
リース	貸主（利用者）が選択可能	原則不可	貸主（リース企業）	貸主
割賦	購入者（利用者）が選択可能	不可	完済後購入者へ移転	購入者

なお，リース契約の場合，リース期間を満了しても，再びリース契約を結ぶことができる。一般的に再リース料は低く抑えられる。

A235 ③

★アメリカで1966年にメディケア，メディケイド（高齢者，障碍者，低所得者向けの医療保険制度）の導入の際に，コードン・フリーセンが提唱した概念に端を発する。

A236 ×

★在庫を多く保有した結果，未使用のまま品質が劣化，陳腐化し，場合によっては廃棄となってコストがかさみ医療機関の経営に悪影響を与える。そのため，適切な在庫管理が必要となる。

A237 ×

★平均値は異常値に引きずられるので，データ全体の状況を一概に示すとはいえない。例えば，データ全体が一方に偏る場合や両極端になる場合には意味をなさない場合がある。**2つのデータを比較する際は**，中央値（データ全体で真ん中の位置にあるもの）や最頻値（最もよく出る値）や，データ全体のばらつきを図示したヒストグラムを描くなど，**様々な視点をもつことが大切**である。

A238 有訴者率

★「令和4年 国民生活基礎調査の概況」によれば，は人口1000人当たり276.5となっており，年齢階級が高くなるにしたがって上昇している。主要症状として腰痛や肩こりなどが挙げられている。

Q239 ある特定の日に疾病治療のために，すべての医療施設に入院あるいは通院，又は往診を受けた患者数と人口 10 万人との比率を〔　　　〕という。

〔　　　　　　　　　　　　　　　〕

★ **Q240** 自院を受診した初診患者のうち，他の医療機関から紹介されて来院した患者の割合のことを〔　　　〕という。

〔　　　　　　　　　　　　　　　〕

★★ **Q241** 入院基本料等の施設基準に係る指標で，入院患者が平均して何日在院したかを示すものを〔　A　〕といい，次の式で計算される。

$$〔　A　〕 = \frac{〔　B　〕}{(新入院患者数＋退院患者数) × 〔　C　〕}$$

A〔　　　　　　　　　　　〕
B〔　　　　　　　　　　　〕
C〔　　　　　　　　　　　〕

★★ **Q242** 病院のベッドの利用状況を示す指標として使われるものを〔　　　〕という。　　　〔　　　　　　　　　　　　　〕

A239 受療率

★3年に一回患者調査に基づき計算される。「令和3年（2020）患者調査の概況」によれば，入院が960，外来が5,658である。

A240 紹介率

★病床利用率を維持するうえで，入院を必要とする患者の数は重要である。そのためには，自院のみならず，他院からの患者の紹介も必要な視点である。そのため，紹介率は病院の経営指標の一つとして重視されるようになってきている。

A241 〔A〕平均在院日数〔B〕在院患者延べ数〔C〕1/2

★慢性疾患，急性疾患の入院傾向が把握できる。日本は諸外国に比べ長いといわれている（一般病床で16.1日，2021年）。近年，医療費抑制のため，在院日数の短縮が課題となっている。

ある月の新入院患者数800人，退院患者数850人，在院患者延べ数1万7000人の場合

➡ $\dfrac{17,000}{(800+850)\times 1/2} \fallingdotseq 20.6$（日）

＊直近3カ月の集計を用いて算出する。なお，在院患者数には入院した日に退院または死亡した患者は含まれる。

A242 病床利用率（病床稼働率）

★80〜95％が妥当な数値であるといわれる。病院管理学の礎を築いたマッケレンによれば，病院はある程度空床がないと効率的なサービスが行われず，院内感染の危険が増し，救急患者を収容できなくなるから，とされている。

入院患者数は，夜12時現在の患者数にその日の退院患者数を加えたものとする。

厚生労働省の統計では以下の式を用いている。

・月末病床利用率(%) = $\dfrac{月末在院患者数}{月末病床数} \times 100$

・年間病床利用率(%)

= $\dfrac{年間在院患者延数}{(月間日数\times月末病床数の1〜12月の合計)} \times 100$

★★ **Q243** 病院の入院機能を測る指標の一つで，1病床が年間何人の患者に使用されたかを示すものを〔 A 〕といい，暦日数を〔 B 〕で除して計算する。

A〔   〕

B〔   〕

Q244 入院中に死亡した患者数に対する病理解剖（剖検）された患者数の割合を〔   〕という。

〔   〕

★ **Q245** 病院が組織的に医療を提供するための基本的な活動（機能）が，適切に実施されているかを第三者機関が評価する仕組みを〔   〕という。

〔   〕

▶▶ 9. 医療と安全 ·····································

安全への取組み

★★ **Q246** 客観的な疫学的観察や，統計学による治療結果の比較などの「根拠に基づいた医療」の略語をアルファベットで表すと〔   〕である。 〔   〕

★ **Q247** これから起きるかもしれない危険に対して，組織的に事前に対応していく経営管理手法を〔   〕という。

〔   〕

Q248 災害時の診療機能の低下を抑えつつ，早期回復につなげるための準備体制や方策をまとめた計画のことを〔   〕という。 〔   〕

A243 〔A〕病床回転数
〔B〕平均在院日数

★長期入院患者が多くなると，病床回転数は低くなる。回転数が高いほど，効率的に病床が利用されている。
ある月（30日）の新入院患者数800人，退院患者数850人，在院患者延べ数1万7000人の場合，平均在院日数は20.6（日）であるから（Q241参照），病床回転数は，30÷20.6≒1.46（回）となる。

A244 剖検率

★病院の医学教育・研究の評価を示す。死産児は含まない。

A245 病院機能評価

★日本医療機能評価機構（JCQHC）が行う。評価は，院内の医療の質の改善・向上に資する。一定水準以上の医療機関には認定証が交付され，医療機関のイメージアップにもつながるとされる。

A246 EBM（Evidence-Based Medicine）

★EBMは以下のプロセスの繰り返しである。
(1)患者の問題点や疑問点の定式化
(2)問題に関する論文等の情報調査
(3)情報の内容妥当性，臨床的適応性の批判的吟味
(4)患者にとっての最善の診療の適用
(5)プロセスの評価

A247 リスクマネジメント

★「人間は過ちを犯すもの」という前提のもと，それぞれが安全と危険に対する基本を認識し，そのうえで事故の発生のメカニズムを正確に把握することが必要である。

A248 事業継続計画（略：BCP）

★大災害が発生したとき，被災地域の医療施設には，その施設が被災していたとしても，できる限り病院機能を維持して，患者を診療する役割が求められる。そのため，この計画の策定が推進されている。

★ **Q249** 医療法において，すべての医療機関が「医療安全管理指針」及び「院内感染対策指針」を策定することが求められている。　〔　　○　or　×　　〕

Q250 病院や診療所は消火訓練や避難訓練を年〔　　　〕回以上行わなければならない。　〔　　　　　　　　〕

医療事故

★ **Q251** 医療機関での人身事故全般を〔　A　〕といい，そのうち，医療従事者等の過失によるものを〔　B　〕という。

A〔　　　　　　　　　　〕

B〔　　　　　　　　　　〕

Q252 医療事故で患者が死亡した場合，医療機関は医療事故調査・支援センターに事故を報告しなければならない。

〔　　○　or　×　　〕

★ **Q253** 医療事故を防ぐために，入院患者に対して氏名・性別・生年月日・血液型・ID番号などを記載したリストバンドの装着をお願いすることは有効である。

〔　　○　or　×　　〕

★★ **Q254** 日常の診療現場で，患者に障害を及ぼすには至らなかったが，医療事故に発展する可能性をもった出来事を〔　　　〕という。　〔　　　　　　　　〕

★ **Q255** 1件の重大事故（死亡・重症）が発生する背景に，同種の29件の軽傷事故，300件の異常があるという法則を〔　　　〕という。　〔　　　　　　　　〕

A249 ○

★医療法第6条の10参照。これらの指針に基づき，委員会を設置（無床診療所・歯科診療所は責任者の設置で可）し，年2回程度の職員研修，事故報告・改善の実施などの対応が義務付けられている。

A250 2

★消防法施行規則の規定による。各種訓練を行う場合は，必ず事前に管轄する消防署・出張所に連絡しておく必要がある。**患者やその家族から生命の保護を委託されており，身体の不自由な患者を収容している**，ということを医療機関の職員は意識することが大切である。

A251 〔A〕**医療事故**
〔B〕**医療過誤**

★1999年1月に横浜市立大学附属病院で患者取り違え事故，同年2月に都立広尾病院で消毒薬静脈内投与事故が発生し，国民の医療事故への関心が一気に高まった。

A252 ○

★設問は**医療事故調査制度**といい，2015年10月1日より始まった制度である。医療事故の原因究明と再発の防止に役立てるのが目的である。
死亡事故が起きた場合，医療機関は事故を報告するとともに，調査を行い，その結果を医療事故調査・支援センターと遺族へ報告することが義務づけられている。

A253 ○

★患者取り違え事故防止の観点から，患者にフルネームを名乗ってもらうなどの対策も行っているが，意思疎通の難しい患者もおり，多くの医療機関でリストバンドの装着を患者に求めている。

A254 **インシデント**

★ヒヤッとしたり，ハッとしたりしたという意味で，「**ヒヤリ・ハット**」という言葉がよく使われる。これに対して，実際に事象が発生してしまった場合を「**アクシデント**」という。

A255 **ハインリッヒの法則**

★重大な事故を防ぐには，多くのインシデント（ヒヤリ・ハット）事例を分析して問題を発見し，組織的なリスクマネジメントを実施することが大切である。

★ **Q256** 医師は，感染症の患者を診断したときは，最寄りの〔　　　〕
を経由して都道府県知事に届出をしなければならない。

〔　　　　　　　　　　　　　　　　　〕

★ **Q257** 感染症と行政への届出期間の組合せで間違いはどれか。
①結核……診断後ただちに
②新型コロナウイルス感染症……診断後ただちに
③インフルエンザ……診断後 7 日以内

〔　　　　　　　　　〕

★★ **Q258** 感染対策は以下のようにまとめることができる。

内容	対応
〔　A　〕を断つ	殺菌・消毒など
〔　B　〕を断つ	清潔・清掃・衛生管理など
身体の〔　C　〕を高める	バランスのとれた食事，適度な運動，休養，予防接種など

A〔　　　　　〕B〔　　　　　〕C〔　　　　　〕

Q259 インフルエンザや COVID-19 のような感染症から院内感
染を防止するために，発熱した外来患者向けにいわゆる
〔　　　〕を設けている医療機関が多い。

〔　　　　　　　　　　　　　　　　　〕

★★ **Q260** すべての人の血液や体液，排泄物は感染の危険性があるも
のとして感染対策をするという考え方を〔　　　〕とい
う。　　　　　　　　　　　　〔　　　　　　　　　　　〕

★★ **Q261** 病原体の感染経路を接触感染，飛沫感染，空気感染に分類
して感染防止策を立てる考え方を〔　　　〕という。

〔　　　　　　　　　　　　　　　　　〕

A256 保健所

★感染症法第12条に基づく。行政が感染症の発生や流行を探知し，まん延を防ぐための対策や，社会への情報提供のために行われるものである。

A257 ②

★一類感染症から四類感染症までと新型インフルエンザ等感染症は診断後ただちに届出が必要で，五類感染症は診断後7日以内（一部翌週月曜，翌月初日まで）の届出でよい。
結核は二類感染症，インフルエンザは五類感染症に該当する。新型コロナウイルス感染症はかつては，新型インフルエンザ等感染症に位置付けられていたが，2023年5月8日以降は五類感染症となった。

A258 〔A〕感染源
〔B〕感染経路
〔C〕抵抗力

★感染を成立させないためには設問にある三つの視点から対策を行うことが大切であるが，感染源をゼロにすること，ヒトへの感染を完全に防ぐことは困難である。そのため，感染経路を遮断することが感染対策の基本となる。

A259 発熱外来

★発熱外来は当該感染症患者とそれ以外の疾患の患者とを振り分けることで両者の接触を最小限にし，感染拡大の防止を図るとともに，通常の診療を続ける医療機関の外来がパンクするのを防ぐために設けられている。

A260 標準予防策（スタンダードプリコーション）

★標準予防策は，患者・医療従事者を含むすべての人に適用される感染予防策である。その内容は，基本となる手洗い・手指の消毒のほかに，医療従事者にはさらに手袋・マスク・ガウンなどの着用，器具の消毒や感染性廃棄物の適切な処理が求められる。

A261 感染経路別予防策

★感染経路別予防策は，標準予防策に加えて行われる。その目的は，感染性の強い病原体や疫学的に重要な病原体に感染・保菌している患者に対し，それぞれの感染経路を遮断することである。

★★ **Q262** 次の説明は，どの感染経路に関するものか。

(1) 咳やくしゃみ，あるいは気道の吸引などによって飛散した病原体を吸い込むことで感染する。

(2) ほこりや蒸発した飛沫の残留物など空気中に浮遊する病原体を吸い込むことで感染する。

(3) 感染者と直接または間接的に接触することによって感染する。

①空気感染　　②飛沫感染　　③接触感染

(1) 〔　　　〕 (2) 〔　　　〕 (3) 〔　　　〕 (4) 〔　　　〕

Q263 医療施設内で患者または医療従事者が感染症を発症することを〔　　　〕という。　〔　　　　　　　　　　　　　　　〕

★ **Q264** 院内感染の原因菌の最も代表的なもので，多くの抗菌薬に耐性を示す黄色ブドウ球菌のことを〔　　　〕という。

〔　　　　　　　　　　　　　　　　　　〕

Q265 既知の感染症で，一類から三類感染症と同等の措置を講じなければ，国民の生命及び健康に重大な影響を与えるおそれのある感染症を〔　　　〕という。

①新感染症　　②新型インフルエンザ等感染症

③指定感染症　　　　　　〔　　　　　　　　　　　　　　〕

Q266 一般の病院において，医師が二類感染症のため入院が必要と診断した場合，原則は当該病院に入院させ，やむを得ない場合のみ感染症指定医療機関へ搬送する手続きを行う。

〔　　　○　　or　　×　　〕

Q267 医療関係機関等から排出される廃棄物の総称を〔　　　〕という。　　　　　　　　　　〔　　　　　　　　　　　　　　〕

★ **Q268** 血液のついたガーゼは，普通のごみと一緒に捨ててよい。

〔　　　○　　or　　×　　〕

A262 (1) ②
(2) ①
(3) ③

★感染経路と疾患例, 予防策は以下のとおり。

感染経路	疾患	予防策
空気感染	麻しん, 水痘, 結核など	陰圧個室への収容, N95マスクの着用
飛沫感染	マイコプラズマ肺炎など	患者同士を1～2m以上離して収容, サージカルマスクの着用
接触感染	MRSA, B型肝炎, など	器具の専用化, エプロンや手袋の着用

A263 院内感染

★近年は, 多剤耐性の病原菌（MRSA, VRE）の対策が重要となってきている。

A264 メチシリン耐性黄色ブドウ球菌（MRSA）

★大気中にごく普通に存在している細菌だが, 抵抗力の弱い人に感染すると, 肺炎, 腸炎, 敗血症などを引き起こす。

A265 ③

★指定感染症は, 通常1年, 必要に応じてさらに審議され, 一類～五類のいずれかに指定される。

A266 ×

★新感染症, 新型インフルエンザ感染症, 一類・二類感染症については, 原則, 感染症指定医療機関の感染症病床に入院させなければならない。

A267 医療廃棄物

★注射針, 試験管, メス, 包帯, ガーゼ, ギプス, ディスポーザルの器材などである。

A268 ×

★血液のついたガーゼは感染性廃棄物に該当し, 普通のごみとは区別して廃棄しなければならない。

■結果の記録

	1回目	正解数	2回目	正解数	3回目	正解数
1. 医療従事者	月 日	／38	月 日	／38	月 日	／38
2. 医療提供施設の種類	月 日	／22	月 日	／22	月 日	／22
3. 地域医療を支えるしくみや機関	月 日	／17	月 日	／17	月 日	／17
4. 病院の組織と運営	月 日	／21	月 日	／21	月 日	／21
5. 病院の活動を支える組織理論	月 日	／14	月 日	／14	月 日	／14
6. 病院会計	月 日	／12	月 日	／12	月 日	／12
7. 医療機関と物品	月 日	／2	月 日	／2	月 日	／2
8. 医療の質の評価	月 日	／9	月 日	／9	月 日	／9
9. 医療と安全	月 日	／23	月 日	／23	月 日	／23

病院の組織図（例）と医療従事者 →1 4

病院では，以下のような組織・従事者で構成されている。

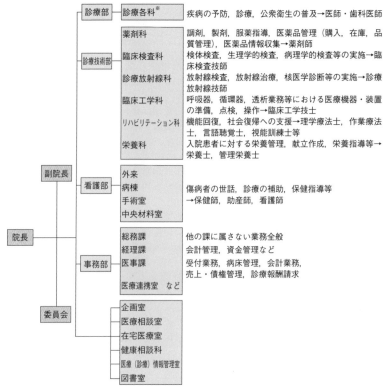

診療部	診療各科※	疾病の予防，診療，公衆衛生の普及→医師・歯科医師
診療技術部	薬剤科	調剤，製剤，服薬指導，医薬品管理（購入，在庫，品質管理），医薬品情報収集→薬剤師
	臨床検査科	検体検査，生理学的検査，病理学的検査等の実施→臨床検査技師
	診療放射線科	放射線検査，放射線治療，核医学診断等の実施→診療放射線技師
	臨床工学科	呼吸器，循環器，透析業務等における医療機器・装置の準備，点検，操作→臨床工学技士
	リハビリテーション科	機能回復，社会復帰への支援→理学療法士，作業療法士，言語聴覚士，視能訓練士等
	栄養科	入院患者に対する栄養管理，献立作成，栄養指導等→栄養士，管理栄養士
看護部	外来／病棟／手術室／中央材料室	傷病者の世話，診療の補助，保健指導等→保健師，助産師，看護師
事務部	総務課	他の課に属さない業務全般
	経理課	会計管理，資金管理など
	医事課	受付業務，病床管理，会計業務，売上・債権管理，診療報酬請求
	医療連携室 など	
委員会	企画室／医療相談室／在宅医療室／健康相談科／医療（診療）情報管理室／図書室	

※主な診療科

診療科	特徴
内科 internal medicine	全身性あるいは内臓等の病気を，主に薬物療法によって治療。多くの専門分科（循環器・消化器・呼吸器・泌尿器・血液・内分泌など広範な領域）に分けられる傾向にある
外科 general surgery	外傷や体内の諸疾患を手術や処置によって治療。多くの専門分化（脳外科・心臓外科・小児外科）などに分けられる
整形外科 orthopedic surgery	運動器系統の機能障害と形状変化の予防・治療

脳神経外科 neurosurgery	脳・神経分野を対象として手術や処置によって治療
形成外科 plastic surgery	体表面の損傷治癒および機能再建を行う
泌尿器科（ウロ） urology	腎臓，泌尿器等の諸疾患を手術や処置によって治療
小児科 pediatrics	子どもの病気を専門に診療・治療
産婦人科（ギネ） obstetrics & gynecology	妊娠・出産や女性の生殖器に関する病気の診断・治療

・その他の診療科……眼科：ophthalmology，耳鼻咽喉科：otorhinolaryngology，
　皮膚科：dermatology

医療提供施設の種類 → 2 3

●医療法に基づく分類

医療提供施設		開設者	開設方法	患者収容人数	特徴
診療所		臨床研修等 修了医師	届出	0〜19（床）	・外来を中心に診療を行う ・初期医療を行う
		上記以外	許可		
助産所		助産師	届出	9 以下	分娩の補助や妊産婦・新生児の保健指導を行う
		上記以外	許可		
病院	地域医療支援病院	すべて	許可	200 床以上	・都道府県知事が承認する ・地域内の他の医療機関との連携を図る
	特定機能病院 （大学付属病院，国立がん研究センター，国立循環器病研究センター等）			400 床以上	・厚生労働大臣が承認する ・高度な医療を提供する
	臨床研究中核病院			400 床以上	・国際水準の臨床研究や医師主導の治験の中心的な役割 ・患者申出療養の申請・審査
	その他の病院			20 床以上	入院を中心に診療を行う

●**開設者による分類**：国，公的医療機関（都道府県，市町村，日本赤十字社，済生会等），社会保険関係団体，医療法人，個人，その他（学校法人，社会福祉法人，公益法人等）等に分けられる。

●**様々な機能による分類**：ホスピス，救急告示医療機関，救命救急センター，

病院群輪番制等に分けられる。

病院の機能 （図表1）➡ **4**

　病院のほとんどが大きな外来部門を有している。これは個人の無床診療所が有床診療所となり、さらに病院へと発展していった経緯によるものとされる。したがって、**病院と診療所の役割分担が明確でないといわれている。**

　しかし、病院は職種ごとに一定数の医療従事者が必要とされ、また20名以上の収容施設や一定の設備を整えるよう求められることから、病院の主要機能は入院に伴う診療機能であるといえる。

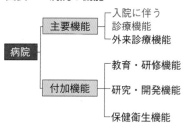

図表1　病院の機能

病院
- 主要機能
  - 入院に伴う診療機能
  - 外来診療機能
- 付加機能
  - 教育・研修機能
  - 研究・開発機能
  - 保健衛生機能

病院の活動を支える組織理論 ➡ **5**

- 同じ目的をもつ者が2人以上集まれば組織ができる。組織は責任の重さと仕事の内容によって分けられる。前者を「階層化」、後者を「部門化」という。
- 組織の構成員は、それぞれ考え方や行動が違うため、以下のような管理や統制が必要である。また、上司は突発的に起きたものを処理することが原則であるが、これを「例外の原則」という。
  - ・命令は直属の上司から、報告は直属の上司に行う。
  - ・管理や統制には限界があるため、部下への権限の委譲が必要になる。
  - ・管理や統制を行う際に、罰だけではなく、モラール（士気）やモチベーション（やる気）を意識することが大切である。

病院会計 ➡ **6**

- 病院の経営の安定は、業務の円滑な遂行につながる。病院の財政は経営の重要な要素であり、会計情報の把握は重要である。重要な計算書類として、貸借対照表（図表2）、損益計算書（図表3、図表4）、キャッシュフロー計算書などがある。事業活動を行うには、現金が必要不可欠である。自己資金はもとより、金融機関等からの借入や行政の補助金で現金を増やしたり、リースや割賦購入などで当面の支出を抑えたりすることも大切である。借入やリースは他人の資金の利用であるから、計画的に行う必要がある。

医療の質の評価 ➡ **8**

- 医療は科学的な根拠に基づいて行われなければならない。➡ **EBM**
- **医療の質の数値化**：病床利用率、平均在院日数、剖検率、院内死亡率、院内新生児死亡率、対診率などがある。

- **医事統計**：経営管理の指標となる統計で，外来患者数，入院患者数，平均通院回数，病床回転数などがある。
- **外部機関による評価**：日本医療機能評価機構などの外部機関の評価を意識することも医療の質の向上につながる。

感染症の類型と対応，届出，取扱指定医療機関 ➡9 (2024 年 4 月現在)

類型		感染症名	対応			届出	取扱指定医療機関
			入院	就業制限	消毒など		
新感染症		現在指定なし	○	○	○	診断後ただちに	特定感染症指定医療機関のみ
一類感染症		ペスト，エボラ出血熱	○	○	○		特定感染症指定医療機関・第 1 種感染症指定医療機関
新型インフルエンザ等感染症		新型インフルエンザ再興型インフルエンザ	○	○	○		特定感染症指定医療機関・第 1 種，第 2 種感染症指定医療機関
二類感染症	結核以外	SARS，鳥インフルエンザなど	○	○	○		
	結核	結核	×	○	○		結核指定医療機関
三類感染症		コレラ，O-157 感染症等	×	○	○		
四類感染症		E 型肝炎，A 型肝炎，マラリアなど	×	×	○		
五類感染症	全数	B 型肝炎，C 型肝炎，エイズ，梅毒，風しん・麻しんなど	×	×	×	診断後 7 日以内	
	定点	インフルエンザ，新型コロナウイルス感染症，性感染症など	×	×	×	次の月曜（下線は翌月初日まで）	

●臨時で設けられる感染症の類型と対応・措置

類型	指定期間	対応・措置
新型インフルエンザ等感染症	2 年以内（1 年以内に限り延長可）	一類感染症に準じた措置
新感染症（未知の感染症で極めて危険なもの）	1 年以内（1 年以内に限り延長可）	認定前：厚生労働大臣が知事に対し対応を個別指導認定後：一類感染症に準じた措置
指定感染症（既知の感染症で危険性が増したもの）		一〜三類感染症に準じた入院対応や対物措置

医療廃棄物の種類 ➡9

- **非感染性廃棄物**：医療廃棄物であって，感染性廃棄物でないもの
- **感染性廃棄物**：人に感染する（あるいは感染のおそれのある）廃棄物

種類	例	梱包	バイオハザードマーク
液状・泥状	血液，体液	密閉容器	赤色
固形状	血液のついたガーゼ	丈夫なプラスチック袋を二重にするか堅牢容器	橙色
鋭利状	注射針，メス	耐貫通性の堅牢容器	黄色

●**一般廃棄物**：家庭と事業活動から出る産業廃棄物以外のごみ

図表2　貸借対照表

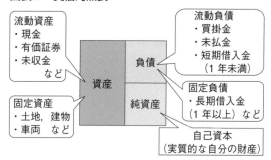

図表3　損益計算書

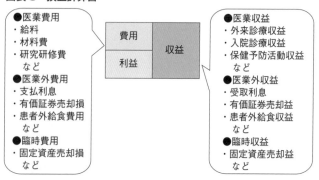

図表4　損益計算書のひな形

医業収益	＊＊＊＊	
医業費用	＊＊＊＊	
医業利益	＊＊＊＊	←医療サービスによる利益
医業外収益	＊＊＊＊	
医業外費用	＊＊＊＊	
経常利益	＊＊＊＊	←医業以外の収益
臨時収益	＊＊＊＊	
臨時費用	＊＊＊＊	
税引前当期純利益	＊＊＊＊	
法人税等	＊＊＊＊	
当期純利益	＊＊＊＊	←純粋な経営活動の成果

3章

医療関連法規の読み方

1 法令読解の基礎
2 行政手続き

学習のねらい

　この章では，医療を支える制度を理解するための基本
的な法令の読み方や行政手続きについて学
びます。法令独特の表現を理解するように
しましょう。

▶▶ 1. 法令読解の基礎 ‥‥‥‥‥‥‥‥‥

★ **Q269** ある事案に関して，有識者で構成された審議会などのような機関に問い，見解を求めることを〔 A 〕といい，これを受けた機関が回答を提出することを〔 B 〕という。

A〔　　　　　　　　〕

B〔　　　　　　　　〕

★ **Q270** 法令に関する用語の説明のうち正しいものはどれか。
①告示…行政や司法において，特定の相手方に前もって内容を知らせる行為
②通達…行政機関が法令の解釈について下級機関に通知・指示するもの
③通知…国や地方公共団体などが必要な事項を公示する行為。法令を補充することもある

〔　　　　　　　　〕

Q271 法令などで，個々の条文の前に掲げ全般に適用されるものとして扱われる規則のことを〔　　〕という。

〔　　　　　　　　〕

Q272 法令の一部改正において，第一条と第二条の間に条文を追加する場合，新しい条文が第二条となり，もとの第二条が第三条となるのが基本である。

〔　　○　　or　　×　　〕

Q273 法令は原則として〔 A 〕で構成される。この内容をいくつかの段落に分けたものを〔 B 〕という。また，これらの中で，いくつかの事項を列記する必要があるときには〔 C 〕を用いる。

A〔　　　　　　　　〕

B〔　　　　　　　　〕

C〔　　　　　　　　〕

A269 〔A〕諮問
　　　〔B〕答申

★例えば，診療報酬は厚生労働大臣が定めることになっている（健康保険法第76条など）。しかし，厚生労働大臣が定めることは不可能であるため，その道の専門家である中医協に意見を聞き，答申を参考にして定めている。

A270 ②

★①と③の説明が逆である。なお，診療報酬点数表は厚生労働大臣の告示である。内容が健康保険法の規定を受けたものであるから，法令の補充の性格を有するものと考えられる。

A271 通則（総則）

★通則も総則も，規定全般に適用されるものとしては同じ意味だが，同じ法令の中で通則と総則がともに用いられる場合は，総則のほうがより大きな範囲で用いられる。

A272 ×

★条を移動させると改正が複雑になったり，条名の変更によってその条を引用している他の規定について更に改正が必要になったりと混乱する恐れがある。それを避けるために，設問の場合は枝番号（第一条の二）を用いて条文を追加する。

A273 〔A〕条
　　　〔B〕項
　　　〔C〕号

★項には番号がつけられる。原則として第1項には番号をつけないことになっており，第2項以下に番号が付けられる。号にも番号がつけられ，漢数字で表記される。それぞれの号は原則として体言止めで記載される。

Q274 生活保護法において次のように規定されている。

第 34 条
第 6 項　医療扶助のための保護金品は，被保護者に対して交付するものとする。
第 34 条の 2
第 3 項　前条……第六項の規定は，介護扶助について準用する。

この場合，介護扶助のための保護金品は，被保護者に対して交付される。　　　　　　〔　　○　　or　　×　　〕

★ **Q275** 医療法第 9 条には次の規定がある。

病院……の開設者が，その病院……を廃止したときは，十日以内に，都道府県知事に届け出なければならない。

この規定によれば，9 月 30 日に病院を廃止したときは，10 月 9 日までに，都道府県知事に届け出なければならない。　　　　　　　　　　　〔　　○　　or　　×　　〕

★ **Q276** 診療報酬において，一般病棟入院基本料の急性期一般入院基本料の施設基準として，次のように規定されている。

一日に看護を行う看護職員の数は，常時，当該病棟の入院患者の数が十（急性期一般入院料 1 にあっては七）又はその端数を増すごとに一以上であること。

この規定によれば，35 人が入院する急性期一般入院料 2 を算定する病院において，常時必要な看護職員の数は〔　　　〕人である。　　　　　〔　　　　　　　　　　　　　　〕

★ **Q277** 法令上，業務に対して専任の職員を配置することが求められている場合，職員はその職務内容しか行うことができない　　　　　　　　　　〔　　○　　or　　×　　〕

★ **Q278** 診療報酬算定などについて医療機関などから受けた問い合わせを取りまとめた資料のことを〔　　　　〕という。

A274 ○

★ある事項に関する規定を,他の類似事項について,必要な修正を加えつつ,あてはめることを「準用」という。似たような条文を重ねて記述することを避け,条文数を削減することができるというメリットがある。

A275 ×

★期間の計算において,日・週・月・年を単位とする期間は,**原則として,初日を算入せずに翌日から起算する**(民法第140条)。したがって,10月1日を第1日目として,10日以内であるから,10月10日までとなる。

A276 4

★急性期一般入院料2を算定することから,「入院患者の数が十またはその端数を増すごとに一」が基準となる。
よって,35 ÷ 10 = 3.5(人)。1人未満の端数は1人と数えるため,4人となる。
「○○またはその端数を増すごとに」とある場合は,図のようにイメージするとよい。

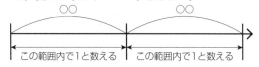

A277 ×

★設問の内容は「**専従**」の説明である。「**専任**」とは,業務に支障が出ない程度に他の業務に携わることが可能である,とされている。

A278 疑義解釈

★事前に公表されている診療報酬の規定(厚生労働大臣告示,厚生労働省通知)では曖昧なときに,これらの規定を補う意味で発せられる。

★ | Q279 | 行政機関に対して一定の事項の通知をする行為であって，法令により直接に当該通知が義務付けられているものを〔 A 〕という。また，行政機関に対して，許認可などを求める行為を〔 B 〕という。

A〔   〕
B〔   〕

★ | Q280 | 禁止されている事項を法令の特別な規定に基づき，実行を許すことを〔   〕という。

〔   〕

| Q281 | 行政機関が国民の権利や義務に影響を与える行為全般のことを〔   〕という。 〔   〕

| Q282 | 行政機関による処分・不作為について，他の行政機関に対して行う不服申立てのことを〔   〕という。

〔   〕

A279 (A) 届出
(B) 申請

★**届出**は，行政機関に到達すればよく，諾否の判断を経る必要はないが，**申請**は行政機関の応答が予定されている。

A280 許可

★「**許可**」は法令上要件を満たしたとしても，行政の裁量により認められない場合もある。一方，「許可」とは異なり，行政に対して申請があった場合，要件を満たせば必ず許可されることを「**認可**」という。

A281 行政処分

★被処分者に不服がある場合の対応は，Q282 を参照のこと。

A282 審査請求

★原則として処分があったことを知った日の翌日から起算して3カ月以内に，処分を行った行政機関（処分庁）を監督する機関（上級行政庁）に対して行う。

■結果の記録

	1回目	正解数	2回目	正解数	3回目	正解数
1. 法令読解の基礎	月　日	／10	月　日	／10	月　日	／10
2. 行政手続き	月　日	／4	月　日	／4	月　日	／4

3章 ポイント

法令の種類 （図表1）→ **1**

●**成文法**——文章（条文）の形式で書かれているもの。

憲法……国の最高法規
法律……国会が制定
政令……内閣が制定
省令……各省庁の大臣が制定
規則……各省庁や機関の内部規則
条例……地方自治体が制定

●**不文法**——文章（条文）の形式ではないが，法として強制力をもつもの。成文法を補う。

判例……裁判所の判断
行政処分……行政機関の判断

図表1 法令の種類と上下関係

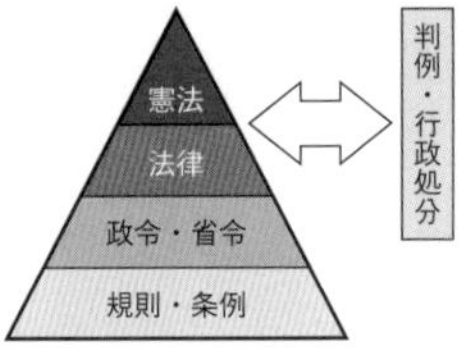

憲法
法律
政令・省令
規則・条例

判例・行政処分

法令の読み方 → **1**

●**法令全体の構造**

・法令は，題名，目次，前文，**本則**（編，**章**，**節**，款，目），附則，表・別表などによって構成される。
・法令の骨格をつかむために目次を活用する。
・**題名**や**条の見出し（条の前にカッコで示されている）**は，法令や条の内容を理解する手掛かりとなる。
・本則の規定は，おおむね総則的規定（法令全体の内容），実体的規定（法令で行う措置），雑則的規定，罰則規定の順に配列されている。

●**法令の読み方**

・目的規定を読んで立法目的を把握する。
・定義規定をチェックし，定義されている用語を確認する。
・法令文を読む際は，具体的な事例を意識しながら考えることが大切である。
・法令中の特定の条文をピックアップして読む場合，全体の中の位置づけを意識する。

●**個々の条文の読み方**

・条文の骨格を把握するためには，まず**主語と述語**を押さえる。
・カッコ書きが長い場合やたくさんある場合は，カッコ書きを飛ばして読む。さらに，**主要な語句に線を引けば**わかりやすくなる。
・条件文（〜のとき，〜の場合など）をひとくくりにしたり，算式化したり，対句を整理したりするなどして，条文の構造を単純化するとよい。

注意すべき法令用語 →**1**

用語	説明
準用する	個々の規定について，他の事項についても同じような取り扱いをする。必要な変更や読み替えが加えられることもある。
適用する	他の事項にもそのまま当てはめて，はたらかせる。
例による	ある事項に関する法令上の制度を，他の事項についてもまとめて借りてきて同じ取り扱いをする。
以上，以下，以前，以後	基準となる数量や時点を含む。
超える，未満，前，後	基準となる数量や時点を含まない。
係る	「関係する」「……についての」などの意味がある。
当分の間	「その規定が改正又は廃止されるまでの間」という意味をもつ。
直ちに	「すぐに」という意味だが，「即座に」「間を置かずに」という意味をもつ。
速やかに	「すぐに」という意味だが，訓示的な意味で用いられる。
遅滞なく	「すぐに」という意味だが，合理的な理由があれば，遅れてもやむを得ないニュアンスを含む。
「○○日から〜」	○○日を含まない〜（の期間）
「○○日から起算して〜」	○○日を含んで〜（の期間）
又は	英語の「or」。単純に語句を選択して結びつける場合に用いられる。
若しくは	英語の「or」だが，「又は」に加え，さらに細分化して結びつける場合に用いる。
及び	英語の「and」。単純に語句を選択して結びつける場合に用いられる。
並びに	英語の「and」だが，「及び」に加え，さらに大きな段階で結びつける場合に用いる。

行政手続き（図表 2）→**2**

　医療機関は公共的な組織であるために，通常の企業以上に行政機関の監督を受ける。医療機関は届出・報告や申請を行い，行政機関はこれに対して許可・認可，承認といった「**決定**」を行う。

　しかし，政策の実現や法令違反の監視を目的として，行政機関が医療機関に対して不利益処分（不許可，禁止，命令等）を下すことがある。この場合，行政処分に不服のある医療機関は，原則として，行政に対する**不服申立て**か，裁判所への訴訟提起かのいずれかを行う。不服申立ては訴訟に比べれば簡潔かつ迅速である。不服申立ては，原則として処分があったことを知った日の翌日か

ら起算して3カ月以内に，処分を行った行政機関（処分庁）を監督する機関（上級行政庁）に対して**審査請求**を行うことができる。なお，法律によっては，審査請求の前段階として，処分を行った行政機関に対して再調査の請求をすることもできる。手続きの流れは図表を参考にされたい。

図表2　不服申立て

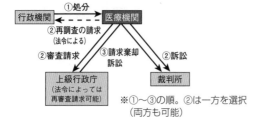

※①～③の順。②は一方を選択（両方も可能）

4章

医療保険制度

学習のねらい

医療保険制度は多岐にわたりますが，それぞれの保険者，加入者，保険給付の内容を押さえるようにしましょう。

▶▶ 1. 医療保険制度の基本理念 ·····················

★★ Q283 すべての国民がいずれかの医療保険の適用を受けることの
できる体制のことを〔　　　〕という。

〔　　　　　　　　　　　　　　　　　　〕

★ Q284 我が国の本格的な医療保険制度を定めた法律は〔　　　〕
である。　　　　　　　　　　　〔　　　　　　　　　　〕

★★ Q285 我が国の公的医療保険制度の特徴を示しているもののう
ち，誤っているものはどれか。

①どの医療保険制度に加入するかは，市民の自由意思にゆ
だねられている。

②患者が医療保険に加入していれば，どの保険医療機関で
も保険診療を受けることができる。

③医療費は公定価格である。

〔　　　　　　　　　　　　　　　　　　〕

▶▶ 2. 各種医療保険制度と加入者 ·················

制度の概要

★★ Q286 下表は，公的医療保険制度を大きく分けたものである。

保険	対象
〔　A　〕保険	企業等に勤める人やその家族
〔　B　〕保険	無職の人や自営業者など
〔　C　〕	75歳以上の者，65〜74歳の寝たきり老人など

A〔　　　　〕 B〔　　　　〕 C〔　　　　〕

★★ Q287 保険料を徴収し，これを財源として保障の必要な者に保険
の給付を行うなど，保険の運営をする者を〔　　　〕とい
う。　　　　　　　　　　　　　　〔　　　　　　　　　　〕

郵便はがき

料金受取人払郵便

神田局
承認

3122

差出有効期間
2026年4月
15日まで

101-8796

508

（受取人）
東京都千代田区神田神保町 2-6
　　　　　　十歩ビル

医 学 通 信 社 行

TEL. 03-3512-0251　FAX. 03-3512-0250

||ı||ı·||ı||·ı|ı·||ıı||ı||·ı||ıı|·ı|ı·|ı|ı·|ı|ıı·|ı||·ı|ı||·||ıı|ı||

【ご注文方法】　①書籍名をハガキ・ＦＡＸ・電話等で小
社までお知らせ下さい。また医学通信社のホームページか
らも，ご注文いただけます。②振込用紙同封（書籍代＋送
料）で書籍をお送りします（代金後払い）。③または全国の
書店にてご注文下さい。（読者の皆様には，今後，お知らせ
いただいたご住所宛に新刊・改訂等小社書籍のご案内をお
送りいたします）

お客様
コード

おところ 〒

（フリガナ）
お名前　　　　　　　　　　　　　　　　　　　　㊞

お電話

注文書（このハガキ面をFAXでお送り下さっても結構です）　　　2024.4

書　名	部数		
診療点数早見表 2024年度版		最新検査・画像診断事典 24-25年版	
DPC点数早見表 2024年度版		手術術式の完全解説 24-25年版	
薬価・効能早見表 2024		臨床手技の完全解説 24-25年版	
診療報酬BASIC点数表 2024		医学管理の完全解説 24-25年版	
受験対策と予想問題集 24年版		在宅医療の完全解説 24-25年版	
診療報酬・完全攻略マニュアル 24-25年版		入門・診療報酬の請求 24-25年版	
公費負担医療の実際知識 24年版		レセプト請求の全技術 24-25年版	
医療関連法の完全知識 24年版		請求もれ&査定減ゼロ対策 24-25年版	
最新・医療事務入門 24年版		プロのレセプトチェック技術 24-25年版	
医療事務【実践対応】ハンドブック 24年版		労災・自賠責請求マニュアル 24-25年版	
窓口事務【必携】ハンドブック 24年版		在宅診療報酬Q&A 24-25年版	
医療事務100問100答 24年版		医師事務作業補助実践入門BOOK 24-25年版	
レセプト総点検マニュアル 24年版		"保険診療&請求"ガイドライン 24-25年版	
診療報酬・完全マスタードリル 24-25年版		最新・医療用語4200	
医療事務【BASIC】問題集 2024		患者接遇パーフェクト・レッスン	
		（その他ご注文書籍）	

『月刊／保険診療』（○をつけて下さい）

1. 定期購読　　　年　　　月号から　6カ月・1年　　　2. 見本誌希望

※割引特典は支払い手続き時に選択できます。

〔送料〕1〜9冊：100円×冊数，10冊以上何冊でも1,000円（消費税別）

A283 国民皆保険制度

★1961（昭和36）年4月に国民健康保険法が全面的に実施されたことにより実現された。強制加入を前提としている。国民を医療にアクセスしやすくし，国民の受診機会を均等に保障するという役割を果たしてきた。

A284 健康保険法

★1922（大正11）年に制定され，1926（大正15）年7月1日に施行された。健康保険法は医療保険制度の根幹をなすものである。**高齢化の進展，疾病構造の変化，社会経済情勢の変化に対応して，給付内容や費用負担などの医療保険の運営の効率化の面と，医療の質の向上の面の両面を追求していくことが，医療保険の運営では求められる**（健康保険法第2条参照）。

A285 ①

★①我が国の公的医療保険は，医療保険各法に基づき，現在の就業状態によって加入する医療保険制度が決められている。
②は，フリーアクセスの説明である。医療保険各法で受診の制限の規定がないことから正しいと言える。
③は，医療保険各法により厚生労働大臣が定める診療報酬点数表に基づいて医療費を計算するため，正しい。

A286 (A) 被用者
〔職域〕
(B) 国民健康
〔地域〕
(C) 後期高齢者
医療制度

★医療保険は，医療に関し皆がお金を出し合って運営している助け合いの仕組みのことである。
制度が多岐になっているのは，被用者保険制度を中心に加入者の範囲を徐々に広げたという歴史的経緯によるものである。

A287 保険者

★被保険者に被保険者証を交付するだけではなく，健診や保健指導などの事業や保険医療機関が作成する診療報酬明細書の審査なども行う。
運営の費用は保険料だけではなく，国庫補助によっても賄われる。

★★ **Q288** 保険に加入し，病気やけがなどの保険事故があったときに，保険によって必要な給付を受けることができる人のことを被保険者という。　〔　　○　or　×　　〕

★★ **Q289** 保険手続きと関係するものの組み合わせのうち，不適切なものは，次のうちどれか。〔　　　　　　　　　　　〕
①被保険者証（組合員証，加入者証）の交付……保険者
②保険料（掛金）の納入……被保険者（組合員，加入者），事業主
③保険料（掛金）の決定……厚生労働大臣の告示

Q290 被用者保険の場合，保険料（掛金）の計算の対象となるのは，次のうちどれか。　〔　　　　　　　　　　　　　〕
①毎月の給与のみ
②ボーナス（賞与，期末手当）のみ
③毎月の給与とボーナス

★★ **Q291** 国民健康保険の場合，世帯主や組合員のほかに，これら以外の家族も，保険料の計算の対象となる。
〔　　○　or　×　　〕

被用者保険──健康保険

★★ **Q292** 健康保険法は，労働者又はその被扶養者の〔　A　〕以外の疾病，負傷若しくは〔　B　〕又は出産に関して保険給付を行い，もって国民の生活の安定と福祉の向上に寄与することを目的とする。　A〔　　　　　　　　　　　　　　〕
B〔　　　　　　　　　　　　　〕

保険者

★★ **Q293** 健康保険には，〔　A　〕という団体が保険者となる「協会けんぽ」と，ひとつの企業もしくは同種の事業などが自前で〔　B　〕を設立をして保険を運営する「組合健保」がある。　　　　　A〔　　　　　　　　　　　　〕
B〔　　　　　　　　　　　　〕

A288 ○

★保険料を支払うことによって，保険給付を受けることができる。なお，後述する**共済組合**においては，「被保険者」の代わりに「**組合員**」「**加入者**」の語が用いられる。

A289 ③

★医療保険の保険者は，被保険者（組合員，加入者）がその資格を得たときは，被保険者証（組合員証，加入者証）を交付する。その対価として，被保険者（組合員，加入者）は保険料（掛金）を納入する。なお，被用者保険では被扶養者分の保険料はしないほか，事業主も保険料（掛金）を負担する。**保険料（掛金）は，医療保険の保険者が決定する。**

A290 ③

★保険料の計算の対象となるのは，毎月の給与とボーナスである。毎月の給与は，保険者が定める等級に当てはめ，そこに一定の割合を乗じて得た額を保険料とする。

A291 ○

★国民健康保険では，被扶養者の考えがなく，被用者保険に加入していない世帯員を加入者とする（Q308参照）ことから，設問のとおりとなる。

A292 (A)業務災害
(B)死亡

★副業として行う請負業務，インターンシップ，シルバー人材センター業務のように，健康保険法で「業務上」と判断されたために保険給付が行われず，また，労働者災害補償保険からも保険給付が行われないケースが生じていた。そのため，2013年10月1日より設問の条文（健康保険法第1条）に改められた。

A293 〔A〕全国健康保険協会
〔B〕健康保険組合

★全国健康保険協会は，主たる事務所が東京都に，支部は各都道府県に設置されている。
健康保険組合を企業が単独で設立する場合（単一型健康保険組合）は700人以上，同業種の複数の企業が共同で設立する場合（総合型健康保険組合）は3000人以上の被保険者が必要となる。

Q294 日雇特例被保険者の保険者は〔　　　〕である。

〔　　　　　　　　　　　　　　　　〕

●被保険者

★ **Q295** 強制的に健康保険の被保険者となるのは，原則として以下のような事業所に使用されている者である。

・すべての〔　A　〕の事業所
・常時〔　B　〕人以上の従業員を使用する個人事業所

A〔　　　　　　　　　　　　　　〕
B〔　　　　　　　　　　　　　　〕

★ **Q296** 法人の代表者は強制的に健康保険の被保険者となる。

〔　　　○　or　×　　　〕

Q297 被保険者又はその被扶養者が法人の役員であるとき，被保険者又はその被扶養者の法人の役員としての業務に起因する疾病，負傷又は死亡に関して，労災補償法の保険給付は行われず，健康保険法上の保険給付も行われない。

〔　　　○　or　×　　　〕

Q298 法人の役員が通勤途上で負傷，疾病，障害又は死亡の状態になった場合，労災補償法の保険給付は行われず，健康保険法上の保険給付も行われない。

〔　　　○　or　×　　　〕

A294 全国健康保険協会

★日雇特例被保険者は以下の条件に該当する者である。
　・日々雇用される者で1カ月未満の者
　・2カ月以内の期間を定めて使用される者
　・季節的業務（4カ月以内）に使用される者
　・臨時的事業の事業所（6カ月以内）に使用される者

A295 (A) 法人
　　　(B) 5

★**法人**とは，会社や医療法人のように，法律によって人格が与えられた団体のことである。団体の名前で取引等の法律行為をすることができる。個人事業所とは，事業主の名前で取引等の法律行為を行い，その結果責任は事業主が負うものをいう。

A296 ○

★法人の代表者等は労働者ではないが，法人から労務の対償として報酬を受けている者は，その法人に使用されるものとして被保険者の資格を取得すると解釈されている（昭和24年7月28日保発第74号）。

A297 ○

★役員の業務上の負傷は，労災補償法の対象外である。健康保険においても，「使用者側の業務上の負傷に対する補償は全額使用者側の負担で行うべき」との考えから，労使折半の健康保険から給付は行われない。
　ただし，被保険者数が5人未満である適用事業所に使用される法人の役員であって，一般の従業員が従事する業務と同一の業務を遂行している場合においては，健康保険法の保険給付が行われる（健康保険法第53条の2）。

A298 ×

★法人役員は，原則として労災保険法上の労働者ではないため，通勤災害の対象とはならないが，健康保険法では，法人役員は法人の従業員という考えを採用するため，労働者とみなされる。健康保険法第1条では，「業務災害以外の疾病，負傷，もしくは出産に関して保険給付を行」うことから，通勤災害については健康保険上の保険給付が行われる。

★ **Q299** 個人事業所の事業主は，強制的に健康保険の被保険者となる。　　　　　　　　　〔　　○　　or　　×　　〕

被用者保険──船員保険

★★ **Q300** 船員保険の保険者は〔　　　〕である。

〔　　　　　　　　　　　　　　　　　〕

★ **Q301** 船員保険の加入対象は，以下を除く船舶の乗務員である。総トン数〔　A　〕トン未満の船舶，湖，川または港内のみを航行する船舶，政令の定める総トン数〔　B　〕トン未満の漁船，ヨット等の小型船舶

〔A：　　　　　　　　B：　　　　　　　〕

被用者保険──共済組合

★ **Q302** 国の省庁に勤務する人が加入する医療保険の保険者の総称は，〔　　　〕共済組合である。

〔　　　　　　　　　　　　　　　　　〕

★ **Q303** 都道府県や市町村等に勤務する人が加入する医療保険の保険者の総称は，〔　　　〕等共済組合である。

〔　　　　　　　　　　　　　　　　　〕

★★ **Q304** 自衛官（防衛大学校の学生を含む）は共済組合から保険の給付が行われる。　　　〔　　○　　or　　×　　〕

国民健康保険

★★ **Q305** 国民健康保険は〔　A　〕および都道府県が保険者となるほか，同種の事業または業務に従事する被保険者で構成される〔　B　〕も保険者となる。

A〔　　　　　　　　　　　　〕
B〔　　　　　　　　　　　　〕

A299 ×

★個人事業所の事業主は，「適用事業所に使用されるもの」に該当しないため，被保険者になることはできない。個人事業所の事業主は，国民健康保険の被保険者となる。

A300 全国健康保険協会

★社会保険庁の解体に伴い，2010年1月より全国健康保険協会に変更された。

A301 (A) 5
(B) 30

★船員法第1条の規定による。

A302 国家公務員

★国家公務員とは，国の省庁や独立行政法人，裁判所に勤務する職員を指す。

A303 地方公務員

★地方公務員とは，都道府県および市町村に勤務する職員を指す。

A304 ×

★防衛省職員給与法により療養の給付が行われる。ただし，**被扶養者については国家公務員共済組合から保険の給付が行われる**。

A305 〔A〕市区町村
〔B〕国民健康保険組合

★2018年4月より，地域住民を対象とする国民健康保険では，**都道府県は市町村とともに国民健康保険の運営に当たる**ことになった。
加入・脱退の手続きや保険証の交付，各種申請の受付，保険税の賦課・徴収，特定健診は，市（区）町村が窓口になり，都道府県は財政運営や加入者の資格管理を行う。
都道府県内の市町村間で転居する場合で，引き続き国保に加入している場合は，高額療養費の多数回該当が引き継がれる。

★★ Q306 次のうち，国民健康保険の被保険者となることができない
者はどれか。 〔 　　　　　　　　 〕
①定年退職した 75 歳の年金生活者
②45 歳の漁師
③建設業などで労働者を雇用せずに自分自身と家族などだ
　けで事業を行う一人親方

Q307 会社を退職して任意継続被保険者や家族の健康保険の被扶
養者とならない場合，自動的に国民健康保険の給付を受け
ることができる。 〔 　　〇　　or　　×　　 〕

★★ Q308 国民健康保険において，世帯主により生計を維持されてい
る家族は被扶養者として扱われる。
〔 　　〇　　or　　×　　 〕

Q309 国民健康保険組合の被保険者が法人を設立した。この場
合，健康保険の適用となるので，国民健康保険組合を脱退
しなければならない。 〔 　　〇　　or　　×　　 〕

★ Q310 保険料を滞納し 1 年間経過すると，被保険者証を返還し
なければならないが，その代わりに〔 　　　 〕が発行され
る。 〔 　　　　　　　　 〕

★ Q311 Q310 の証明書を医療機関の窓口に提出したとき，窓口
負担は次のどれか。 〔 　　　　　　　　 〕
①なし
②通常の医療保険と同じ負担割合
③全額自己負担

後期高齢者医療制度

★ Q312 後期高齢者医療制度について定めている法律は〔 　　　 〕
である。 〔 　　　　　　　　 〕

A306 ①

★①は後期高齢者医療制度の対象である。被用者保険に加入している，あるいは生活保護を受けている場合を除き，**75歳未満の者**は国民健康保険に加入する。自営業者や，農業・漁業に従事する者，無職の者がこれに該当する。

A307 ×

★国民健康保険の加入する権利はあるが，国民健康保険の給付を受けるには，加入手続きが必要である。退職した翌日から**14日以内**に各市町村の窓口で手続きを行う。

A308 ×

★国民健康保険においては，**被扶養者の概念がな**い。**世帯主も扶養されている者も被保険者と**なる。

A309 ×

★設問の場合は，年金事務所に健康保険適用除外申請を行い，承認を受ければ，国民健康保険組合に継続して加入することができる。

A310 被保険者資格証明書

★なお，この証明書が交付されている世帯であっても，世帯に高校生世代以下の子どもがいる場合は，その子どもに対して6カ月間有効の「短期被保険者証」が交付され，通常の自己負担で医療が行われる。

A311 ③

★この場合，**特別療養費**の支給対象となる。保険者に申請することで医療費の自己負担分を除いた額が返金される。ただし，保険料の納期限から1年6月を経過しても納入がない場合には，払い戻す額の全部又は一部の支払いを一時差し止められることがある。

A312 高齢者の医療の確保に関する法律（高齢者医療確保法）

★この法律には，医療費適正化計画，医療保険の保険者による特定健康診査・特定保健指導，前期高齢者に係る保険者間の費用負担の調整なども定められている。

★★ **Q313** 後期高齢者医療制度の保険者は〔　　　〕である。

〔　　　　　　　　　　　　　　　　〕

★★ **Q314** 後期高齢者医療制度の被保険者になるのは，〔　A　〕歳以上の人（寝たきり等の人は〔　B　〕歳以上で保険者が認定した人）である。なお，〔　C　〕世帯に属する人などは対象とはならない。

A〔　　　　　　　　　　　　　〕
B〔　　　　　　　　　　　　　〕
C〔　　　　　　　　　　　　　〕

Q315 被用者保険の被保険者が，後期高齢者医療制度の被保険者になったとき，これまで被用者保険に被扶養者として加入していた75歳未満の者の医療保険はどうなるか。
①そのまま被用者保険の被扶養者となる。
②国民健康保険の被保険者となる。
③後期高齢者医療制度の被扶養者となる。

〔　　　　　　　　　　　　　　　　〕

★ **Q316** 被用者保険において被保険者資格を取得するのは〔　　　〕である。　　　　　　　　　　　　　〔　　　　　　　　〕

被用者保険のみに存在する加入者

★★ **Q317** 医療保険において，被保険者の収入によって生計が維持されている者（家族）を〔　　　〕という。

〔　　　　　　　　　　　　　　　　〕

★★ **Q318** 75歳未満の被保険者の直系尊属，配偶者，子，孫及び兄弟姉妹であって，主としてその被保険者により生計を維持するものは健康保険の被扶養者となることができる。

〔　　　○　　or　　×　　〕

A313 （後期高齢医療）広域連合

★すべての市区町村が加入し，都道府県単位で財政運営を行うほか，保険料の決定，医療の給付などを行う。市区町村は被保険者証の交付や保険料徴収を行う。

A314 （A）75
（B）65
（C）生活保護

★75歳に達した日の翌日より適用される。75歳に達した日とは，誕生日の前日を指す。例えば，4月1日生まれの人は3月31日である。

A315 ②

★被用者保険では，被保険者が資格を喪失すると，被扶養者資格も喪失する。後期高齢者医療制度には被扶養者の考え方がない。被扶養者だった者は，被用者保険に加入しない限りは国民健康保険の被保険者となる。

A316 適用事業所に雇用された日

★保険給付を受けるためには，労働省が勤務先を通じて保険者に対して加入手続きを行う必要がある。なお，喪失するのは，適用事業所に雇用されなくなった日の翌日である。

A317 被扶養者

★被保険者と同様の医療給付を受けることができる。

A318 ○

★被扶養者の範囲は，原則として被保険者の三親等以内の親族で，日本国内に住所を有する者が対象となる。なお，直系尊属，配偶者，子，孫，兄弟姉妹以外の者については，同居して家計を共にしていることが必要である。また，後期高齢者医療制度の被保険者や一定の収入以上ある者は除かれる。

★★ Q319 被保険者が退職等によって被保険者の資格を喪失した場合に，本人の申請により，同一の保険者のもとで被保険者になることができる制度を〔　　　〕という。

〔　　　　　　　　　　　　　　　　　　　〕

★★ Q320 Q319の場合，申請は原則として資格喪失の日から〔　　　〕以内にしなければならない。

〔　　　　　　　　　　　　　　　　　　　〕

★★ Q321 Q319の申請のために必要な被保険者期間は継続して〔　　　〕である。　　　〔　　　　　　　　　　　　〕

★★ Q322 Q319の場合，引き続き被保険者になることのできる期間は〔　　　〕である。　〔　　　　　　　　　　　　〕

★★ Q323 Q319の保険料は，その全額が被保険者の負担となる。

〔　　　○　　or　　×　　〕

Q324 退職日前日までに引き続き〔　　　〕以上組合員であった者が，任意継続組合員（加入者）となることを申し出ることにより，退職後2年間，在職中とほぼ同様の給付を受けることができる。〔　①2カ月　　②6カ月　　③1年　〕

▶▶ 3. 保険給付 ·······················

保険適用の範囲

★★ Q325 勤務先での業務が直接原因となる，あるいは通勤途上の事故による病気・けがは医療保険で診療を受けることができる。　　　　　　　　　〔　　　○　　or　　×　　〕

A319 任意継続被保険者

★任意継続被保険者は，使用関係終了後の保険関係の激変緩和措置として設けられたものである。「退職等」が原因であるため，健康保険の強制適用事業所ではない事業所（任意適用事業所）が，加入していた健康保険から脱退した場合，その従業員（任意包括被保険者）は任意継続被保険者の資格を得ることができない。

A320 20日

★天災などの「正当な事由」がある場合は除かれる。

A321 2カ月間

★期間は継続していなければならない。

A322 2年間

★2年を経過した日の翌日に資格を喪失するのが原則である。ただし，以下の場合は2年を経過しなくても資格を喪失する。
【当日に喪失】
・75歳になったとき
・他の医療保険の被保険者となったとき
【翌日に喪失】
・死亡したとき
・保険料を納付期日までに納付しなかったとき
【保険者が受理した日の翌月1日に喪失】
・本人からの申し出による場合

A323 ○

★すでに事業主との使用関係が終了しているため，それまで事業主が負担していた部分も被保険者の負担となる。
保険料は，資格喪失時の標準報酬月額か，保険者における全被保険者の標準報酬月額の平均額を比較して，いずれか低い額に決められる。

A324 ③1年

★健康保険の任意継続被保険者と同様の制度だが，在職中の被保険者期間が1年であることに注意する。

A325 ×

★労働基準法や労働者災害補償保険法（労災保険法），公務員災害補償法等に基づいて診療を受けることになる（第9章「1」参照）。

★★ **Q326** 医療保険で，美容整形の診療は受けることができない。

〔 ○ or × 〕

★★ **Q327** 次のうち，医療保険の給付を受けることができるものはどれか。
①妊婦に対する健康診査
②正常分娩
③不妊治療 〔　　　　　　　　　〕

★★ **Q328** 医療保険で，健康診断やそのための検査を受けることができる。 〔 ○ or × 〕

★★ **Q329** インフルエンザの予防接種については，医療保険で診療を受けることができない。 〔 ○ or × 〕

★ **Q330** 被保険者が闘争によって傷病を生じさせたとき，医療機関の判断で保険診療を行わなくてもよい。

〔 ○ or × 〕

現物給付

★★ **Q331** 保険給付において，現金ではなく，医療や福祉などのサービスを直接提供する給付のことを〔　　〕という。

〔　　　　　　　　　　　〕

●保険診療に関する給付

★★ **Q332** 公的医療保険において，被保険者が直接医療サービスを受けることを〔　　〕という。

〔　　　　　　　　　　　〕

★ **Q333** 診療費のうち，保険の運営者が負担する割合のことを〔 A 〕といい，保険の加入者等が負担する割合のことを〔 B 〕という。　A〔　　　　　　　　〕
B〔　　　　　　　　〕

A326 ○

★原則として美容整形は業務外の疾病とはみなされない。ただし，けがの処置のための整形手術は医療保険の適用となる。

A327 ③

★妊婦に対する健康診査は医療保険の対象外だが，すべての自治体で公費による助成がある。
正常分娩は医療保険の対象外だが，異常分娩で帝王切開術などを行った場合は保険給付される。
不妊治療は，2022 年 4 月より人工授精，体外受精，顕微授精などが保険給付の対象となった。

A328 ×

★診断後，異常が見つかった場合の診療については医療保険で診療を受けることができる。

A329 ○

★原則として**予防接種**は，業務外の負傷・疾病に当たらず，**保険適用外**である。ただし，はしか，百日咳，破傷風，狂犬病の場合に限り，感染の危険性がある場合は，医療保険の適用が認められる。

A330 ×

★闘争，泥酔，著しい不行跡による事故は保険給付の制限の対象となる（健康保険法第 117 条）が，給付制限は保険者が事案に応じて適宜判断する。設問の場合，保険医療機関は保険者に通知することになっている（療養担当規則第 10 条）。

A331 現物給付

★「現物給付」が，医療保険給付の原則である。ここでいう「現物給付」は，薬剤や材料といった物の支給にとどまらず，医療サービスの経済的な負担を自動的に軽減することも意味する。

A332 療養の給付

★療養の給付の範囲は，(1)**診察**，(2)**薬剤または治療材料の支給**，(3)**処置，手術その他の治療**，(4)**居宅における療養上の管理およびその療養に伴う世話その他の看護**，(5)**病院または診療所への入院およびその療養に伴う世話その他の看護**である。

A333 〔A〕給付率
（給付割合）
〔B〕負担率
（一部負担率）

★治療費のうち，患者が年齢・所得等に応じて定められた割合を負担し，その自己負担分を除いたものを被保険者が負担する。

★★ **Q334** 患者が医療機関で被保険者証を提示して診察を受けた場合，被保険者が保険医療機関に支払う金銭のことを〔　　　　〕という。　　　　　　　　　　　　　　　　　　〔　　　　　　　　　〕

●負担の割合

★★ **Q335** 義務教育就学前の子どもの医療に要した費用の一部（自己）負担割合は〔　　　　〕である。

〔　　　　　　　　　　　　　　　　　〕

★★ **Q336** 義務教育就学後（4月）から69歳までの者（65歳以上の寝たきり等の者を除く）の医療に要した費用の一部（自己）負担割合は〔　　　〕である。

〔　　　　　　　　　　　　　　　　　　　　　　　〕

★★ **Q337** 医療保険における「70歳以上」とは，70歳の誕生日以降のことを指す。　　　　　　〔　　○　　or　　×　　〕

★★ **Q338** 現在の70〜74歳（寝たきり等の者を除く）の者の医療に要した費用の一部（自己）負担割合（一般の者）は法令上原則として〔　　　〕である。

〔　　　　　　　　　　　　　　　　　　　　　　　〕

Q339 後期高齢者医療制度の被保険者の一部負担の割合は，1割，2割，または3割の3段階である。

〔　　　　　　　　　　　　　　　　　　　　　　　〕

★★ **Q340** 現在，70歳以上の者の医療に要した費用の一部（自己）負担割合（現役並み所得者）は〔　　　〕である。

〔　　　　　　　　　　　　　　　　　　　　　　　〕

A334 一部負担金

★一部負担金を設けている理由は，①医療サービスを利用する人としない人との公平性の確保，②コスト意識を高め無駄や非効率な医療を避ける，③保険料以外の財源の確保——などとされる。

A335 2割

★「義務教育就学前」とは，6歳到達後最初の3月31日までのことである。

患者負担 （2割）	保険者負担 （8割）

A336 3割

★一部負担割合（自己負担割合）は，患者が保険医療機関に支払う割合であることに注意する。

患者負担(3割)	保険者負担（7割）

A337 ×

★「70歳以上」は，70歳到達日（70歳の誕生日の前日）が属する月の翌月から該当する。例えば，1日に70歳の誕生日の者はその月から該当するが，2日以降の者は翌月の1日から該当する。

A338 2割

★一部負担割合（自己負担割合）は，医療に要した費用のうち，給付率を差し引いたものである。現在，70〜74歳の給付率は8割になっているので，負担割合は2割である。

患者負担 （2割）	保険者負担 （8割）

受付の際は，高齢受給者証の負担割合の確認が重要。

A339 ○

★設問のとおり。なお，2022年10月1日より，課税所得28万円以上かつ年収200万円（単身世帯。複数世帯の場合は320万円）以上の後期高齢者は負担が2割になった（施行後3年間は激変緩和措置あり）（**Q402**参照）。

A340 3割

★現役並み所得とは，被用者保険の場合，標準報酬月額（保険料の計算の基準となる月収）が28万円以上を指す。国民健康保険，後期高齢者医療制度の場合，前年の課税所得が145万円以上を指す。

患者負担(3割)	保険者負担（7割）

● 入院生活に関する給付

★★ **Q341** 入院の食事にかかる費用のうち，保険の運営者が負担する
ものを〔　A　〕といい，保険の加入者等が負担するものを
〔　B　〕という。　　　A〔　　　　　　　　　　　　　〕
　　　　　　　　　　　　　B〔　　　　　　　　　　　　　〕

★ **Q342** 入院時生活療養費は，〔　A　〕に入院する〔　B　〕歳以
上の患者（特定長期入院患者）の生活療養にかかった費用
について，保険者が保険医療機関に支払うものである。
　　　　　　　　　　　A〔　　　　　　　　　　　　　〕
　　　　　　　　　　　B〔　　　　　　　　　　　　　〕

● 保険診療と保険外診療

★ **Q343** 一連の診療行為のなかで，保険診療と保険外診療を混在さ
せることを〔　　　　〕という。
　　　　　　　　　　　〔　　　　　　　　　　　　　　　〕

★★ **Q344** 我が国の公的医療保険において被保険者が保険給付の対象
外のものを含んだ療養について，保険対象部分の保険給付
を行うものを〔　　　〕という。
　　　　　　　　　　　〔　　　　　　　　　　　　　　　〕

★★ **Q345** 保険外併用療養費のうち，保険給付の対象とすべきもので
あるか否かについて評価を行うことが必要なものとして，
厚生労働大臣が定めたものを〔　　　〕という。
　　　　　　　　　　　〔　　　　　　　　　　　　　　　〕

★ **Q346** 新しい医療技術の出現・患者ニーズの多様化等に対応する
ために，健康保険の診療で認められている一般の医療水準
を超えた最新の先進技術として，厚生労働大臣から承認さ
れた医療行為のことを〔　　　〕という。
　　　　　　　　　　　〔　　　　　　　　　　　　　　　〕

A341 〔A〕入院時食事
療養費
〔B〕標準負担額

★入院の食事にかかる費用は，下図の通り構成される。

厚生労働大臣が定める算定基準	
〔入院時食事療養（Ⅰ）または（Ⅱ）＋特別食加算・食堂加算〕	
標準負担額 （所得に応じて軽減措置あり）	入院時食事療養費

A342 （A）療養病床
（B）65

★療養病床への入院は，その他の病床への入院に比べ，住まいとしての機能が大きいことから，患者に食費と居住費を負担させることで，入院時食事療養費に比べ保険者負担が抑えられている。

A343 混合診療

★法文には明示されていないが，最高裁判所の判決で結論は支持されている。**有効性・安全性が確認されていない医療サービスを，医師の利益目的で提供されることを防ぐため**，と考えられている。

A344 保険外併用療養費

★保険診療と自由診療の混在する混合診療は認められていない（Q343参照）が，保険外併用療養費はその例外とみることができる。
保険給付の対象外となる診療やサービスについては，全額患者が負担する。この場合，**患者へ十分な情報提供を行い，患者の自由な選択と同意があることが必要である。**

A345 評価療養

★先進医療，治験に関する診療，保険適用前の医薬品や医療機器の使用，そして薬価基準収載医薬品の適応外使用等が挙げられる。

A346 先進医療

★先進医療は保険適用が認められず，保険適用分については，**「保険外併用療養費」**として保険給付される。

Q347 医薬品もしくは医療機器の製造販売に関して，医薬品医療機器等法上の承認を得るために行われる臨床試験のことを〔　　　〕という。　　　　　　〔　　　　　　　　　　　〕

★★ **Q348** 保険外併用療養費のうち，被保険者の選定に委ねられるサービスとして厚生労働大臣が定めたものを〔　　　〕という。　　　　　　　　　　〔　　　　　　　　　　　〕

Q349 患者が自ら希望して，日本では未承認の医薬品などを，健康保険が適用された治療と併用できるようにする制度を〔　　　〕という。　　　　〔　　　　　　　　　　　〕

現金給付

★ **Q350** 被保険者が医療機関で医療費全額をいったん支払い，その後保険者から保険給付分の額について払い戻しを受けるものを一般的に〔　　　〕という。
〔　　　　　　　　　　　　　　〕

★★ **Q351** やむを得ない事情のため保険診療が受けられずに医療費を自己負担したとき，申請によって保険者より払い戻しされる費用のことを〔　　　〕という。
〔　　　　　　　　　　　　　〕

★★ **Q352** 保険診療による１カ月の自己負担額が一定の金額を超えた場合，超えた部分が保険者より払い戻される制度を〔　　　〕という。　　　　　　〔　　　　　　　　　　　〕

★ **Q353** Q352 の場合，被保険者が支払う自己負担限度額は，被保険者の所得にかかわらず一律である。
〔　　　○　　or　　×　　〕

Q354 同一世帯で直近 12 カ月の間に〔　　　〕回以上 Q352 の支給を受けている場合，その診療月において自己負担限度額が軽減される。　　　〔　　　　　　　　　　　〕

A347 治験

★治験は，省令で定める要件を満たす病院で実施される。

A348 選定療養

★1室4床以下の差額ベッド，予約診療，**一般病床200床以上の病院の紹介状なし初診・逆紹介を拒否した再診，患者都合による長期入院（180日超）**，医科点数表等の規定回数を超えた検査やリハビリテーションの費用等が挙げられる。なお，外来の機能分化を高めるため，**紹介状なしで特定機能病院ならびに一般病床200床以上の地域医療支援病院および紹介受診重点医療機関を受診する際は，選定療養として，原則として一定の額以上の負担が義務づけられている。**

A349 患者申出療養

★2016年4月1日より導入された制度である。先進医療の範囲の拡大と解することができるが，患者からの「申し出」を起点にしており，申請から治療の実施までは原則2〜6週間と短縮され，利用できる医療機関の範囲が拡大される。

A350 償還払い

★療養費，高額療養費，はり・きゅう，居住区域外で受けた乳幼児医療費の助成が例として挙げられる。

A351 療養費

★海外で受けた診療（診療目的の渡航は対象外），輸血のための生血代，コルセット，はり・灸・あんま，柔道整復師の施術代などで，保険者が認めた者が対象となる。

A352 高額療養費

★**入院時食事療養に係る標準負担額は対象とならない。**申請による現金給付が原則であるが，**限度額適用認定証を有している患者には自己負担限度額を超えた分が現物給付される。**

A353 ×

★標準報酬月額や所得の金額に応じて自己負担限度額の基準が異なる。基準額については章末のポイント（p.146）を参考のこと。

A354 3

★なお，算定期間中に管掌する保険者が変わった場合，変更前の支給については回数に入れることができない。

Q355 被保険者の1カ月の窓口負担額が自己負担限度額に達しない場合でも **Q352** が支払われることがある。

〔　　　○　　or　　×　　〕

★★ **Q356** 〔　A　〕治療を行う必要のある慢性腎不全患者，血しょう分画製剤を投与している〔　B　〕患者，抗ウイルス製剤を投与している〔　C　〕患者については，保険者に申請して認定されれば，一定の自己負担限度額に達すると，保険医療機関は超えた部分を患者から徴収しない。

A〔　　　　　　　　　　　　　　　〕
B〔　　　　　　　　　　　　　　　〕
C〔　　　　　　　　　　　　　　　〕

★★ **Q357** 被保険者が出産したときに保険者から支給されるものは〔　　　〕である。

〔　　　　　　　　　　　　　　　　〕

★ **Q358** Q357 の給付は妊娠〔　　　〕カ月目から支給される。

〔　　　　　　　　　　　　　　　　〕

★ **Q359** 被保険者期間が継続して1年以上あったものは，被保険者資格を喪失した日から，〔　　　〕以内に出産すれば **Q357** の給付を受けることができる。

〔　①3カ月　　②6カ月　　③1年　〕

★★ **Q360** 出産した場合に医療保険から支給される一時金（**Q357**，**Q372**）の支給について正しいのはどれか。
①1児ごとに支給される。
②1回の妊娠・出産ごとに支給される
③第2子の出産から支給される。

〔　　　　　　　　　　　　　　　　〕

A355 ○

★被保険者の複数の受診や同一世帯の被扶養者の受診に関する自己負担額を合算して，その額が自己負担限度額を超えた場合に高額療養費が支給される。ただし70歳未満の受診については21,000円以上の自己負担額のみ合算される。

A356 (A)人工透析
(B)血友病
(C)後天性免疫
不全症候群
(HIV)

★自己負担限度額は，**1万円（上位所得者のうち70歳未満の人工透析の場合は2万円）**である。保険医療機関がこの取り扱いを行うには，患者から**特定疾病療養受領証**（略称：マル長）が提出されることが必要である。

A357 出産育児一時金
（共済組合は
「出産費」と
いう語を用いる）

★「被保険者」が出産したときであるから，婚姻しているか否かは問われない。

A358 4

★妊娠の場合は，1カ月を28日として考えるため，実質的には妊娠85日目以降となる。なお，死産，流産でも全額支給される。

A359 ②6カ月

★女性の被保険者が資格喪失後被扶養者となった場合，後述する家族出産育児一時金の受給対象にもなる。この場合，出産育児一時金または家族出産育児一時金のどちらか一方を選択して受給する。

A360 ①

★一時金は，第1子より1児ごとに支給される。多胎妊娠の場合は，出産した児の分が支給される。なお，この一時金は産科医療補償制度の掛金分と併せて支給される。

★ **Q361** 出産時に予知せぬ事態が発生した結果，重度の脳性まひとなった新生児やその家族に対して一定の補償をする制度のことを〔　　　〕という。

〔　　　　　　　　　　　　　　　　　〕

★ **Q362** 出産時に医療保険の保険者から被保険者に給付される一時金を，保険者から出産する医療機関に支払ってもらうことで，被保険者または被扶養者が出産する際の負担金額を軽減することができる。　〔　　○　　or　　×　　〕

★ **Q363** 病気やけがの治療のため，入院や転院をしなければならないとき，歩行することが著しく困難な場合に，医師の指示で一時的・緊急的に病院などに移送された費用を〔　　　〕という。　　　　　　〔　　　　　　　　　　　　　〕

★★ **Q364** 医療保険においては，患者の死亡時に保険給付されるものがある。　　　　　　　〔　　○　　or　　×　　〕

Q365 保険給付を受ける権利は〔　　　〕を経過すると消滅する。
〔　①2年　　②3年　　③5年　〕

被用者保険本人への給付

★★ **Q366** 被扶養者がけがや病気で医療を受けたときに，保険者から被保険者に支給されるものは〔　　　〕である。

〔　　　　　　　　　　　　　　　　　〕

★★ **Q367** 被保険者が傷病のために労務に服することができず，賃金が支給されないときに保険者より支給されるものは〔　　　〕である。　　　　　　　〔　　　　　　　　　　　　　〕

A361 産科医療補償制度

★産科医不足の改善や産科医療提供体制の確保を背景に，より安心して産科医療を受けられる環境整備の一環として2009年に創設された。

A362 ○

★設問には「**直接支払制度**」と「**受取代理制度**」がある。多くは直接支払制度を採用しているが，小規模の診療所等では受取代理制度を利用している。違いは以下の表のとおりである。

	医療機関	産前の被保険者の申請	出産費用42万円未満時の被保険者による差額申請	医療機関が請求してから入金するまでの期間
直接支払制度	条件なし	不要	必要	約2カ月
受取代理制度	年100件以下の分娩数または正常分娩による収入が50％以上の診療所・助産所（厚生労働省に届出）	必要（出産予定日より2カ月前より）	不要	約2週間〜1カ月

A363 移送費

★**移送費には上限がない。**保険者が正当かつ妥当な手段と認めた費用が支給される。

A364 ○

★医療保険の加入者本人が死亡した場合に遺族に支給される**埋葬料**（保険制度によって葬祭料，葬祭費という語が用いられることもある）や，被用者保険の被扶養者が死亡した場合に支給される**家族埋葬料**がある。死亡した被保険者に家族がいない場合は，埋葬を行った者に**埋葬費**が支払われる。

A365 ①2年

★一定の期間が経過すると権利が消滅する。これを「時効」という。この時効が生じるのは「現金給付」に関するもののみである。

A366 家族療養費

★実際には手続きが煩雑になることから，医療に関しては被保険者と同様に現物給付がなされている。

A367 傷病手当金

★なお，**出産手当金が支給されている間は傷病手当金は支給されない。**また，労災保険の休業補償給付を受けている間も支給されない。

★★ Q368 Aさんは〇月2日に傷病のために休業を開始した。〇月の勤務状況が以下の状況のとき，傷病手当金の支給開始日は〇月〔　　　〕である。

1日	2日	3日	4日	5日	6日	7日	8日	欠勤中は賃金の
出勤	欠勤	欠勤	出勤	欠勤	欠勤	欠勤	欠勤	支払いはない

〔　① 6日　　② 7日　　③ 8日 〕

★ Q369 Q368 の支給期間は，同一の疾病または負傷およびこれにより発症した疾病に関しては，その支給を始めた日から起算し，通算で〔　　　〕を限度とする。

〔　①6ヵ月　　②1年6か月　　③2年6ヵ月 〕

★★ Q370 被保険者が出産のために労務に服さないときに保険者から支給されるものは〔　　　〕である。

〔　　　　　　　　　　　　　　　　〕

★★ Q371 Q370 の支給期間は，通常妊娠の場合は出産（予定）日以前〔　A　〕日から出産日後〔　B　〕日間である。多胎妊娠の場合は，出産（予定）日以前〔　C　〕日から出産日後〔　B　〕日間である。

A〔　　　　　　　　　　　　　　　〕
B〔　　　　　　　　　　　　　　　〕
C〔　　　　　　　　　　　　　　　〕

★ Q372 被保険者以外の家族が出産したときに保険者から支給されるものは〔　　　〕である。

〔　　　　　　　　　　　　　　　　〕

★ Q373 健康保険の任意継続被保険者になった場合，一般の被保険者と異なり支給されないものを2つ挙げなさい。

〔　　　　　　　　　　　　　　　　〕
〔　　　　　　　　　　　　　　　　〕

A368 ③

★傷病手当金は，労務に服することができなくなった日から起算して連続して3日（＝待期期間）を経過することが必要である。なお，この期間に年次有給休暇を取得していてもよい。

A369 ② 1年6カ月

★「支給を開始した日」とは，待期期間を経過したうえで，かつ賃金の支給がないことが必要である。例えば，4月25日から休業を開始し，5月末日まで年次有給休暇を行使した場合，6月1日が支給開始日となる。また，支給期間中に就業し，傷病手当金が支給されない期間があっても，支給開始日から通算して1年6か月以内であれば，傷病手当金は支給される。

A370 出産手当金

★出産のために勤務せず，賃金の支払いを受けなかった場合の所得を保障するものである。

A371 (A) 42
(B) 56
(C) 98

★出産予定日を基準とするが，予定日よりも実際の出産が遅れた場合でも，実際に出産した日までの期間分が支給される。

A372 家族出産育児一時金
（共済組合では「家族出産費」）

★被用者保険の制度にのみ存在し，国民健康保険にはない。

A373 ・出産手当金
・傷病手当金

★ただし，在職中から支給されていた場合などは除かれる。この場合は，資格を喪失する日の前日までに継続して1年以上被保険者であったことが必要である。

Q374 傷病手当金と出産手当金の1日当たりの支給額は，〔　　　〕である。　　　　　　　　　　　　　〔　　　　　　　　　　〕

★★ **Q375** 傷病手当金や出産手当金の支給申請書は，申請者情報・申請内容，医師等の証明，〔　　　〕の証明の3項目で構成されている。　　　　　　　　　〔　　　　　　　　　　〕

● **特殊な給付**

★ **Q376** 船員保険において下船後3カ月以内に職務外の事由により傷病を負った場合，保険の給付率は〔　　　〕である。　　　　　　　　　　　　　　　〔　　　　　　　　　　〕

★ **Q377** 共済組合においては，同一の保険者が医療と年金を扱う。医療に関する給付を〔　　　〕給付という。　　　　　　　　　　　　　　　〔　　　　　　　　　　〕

A374 標準報酬日額の3分の2

★**標準報酬日額**とは，開始直近1年間の標準報酬月額の平均額の30分の1の額である。被保険者期間が1年未満の者については，その期間の平均額と全被保険者の標準報酬月額の平均額とを比較して，少ない額の者が適用される。

なお，10円未満の端数が生じた場合は，5円未満は切り捨て，5円以上10円未満は10円に切り上げる。なお，被保険者がこの額を上回る報酬を受けていたときは支給されず，この額に満たない報酬を受けていた場合は差額分が支給される。

A375 事業主

★傷病手当金・出産手当金いずれも，保険給付の要件である，「労務をしていない状態で，かつ賃金をもらっていないこと」を保険者が確認するために設問の項目が設けられている。

A376 10割

★船員保険法で定められた独自給付である。仕事と生活の場が一体であること，自宅から長期間離れること，孤立した船内の作業であることなど，船内労働に特殊性があるため，このような規定が設けられている。

A377 短期

★共済組合の適用事業所以外は，医療と年金は別の保険者が担当する。なお，年金に関する給付を「長期給付」といったが，2015年10月1日より制度内容が厚生年金に一元化された。ただし事務処理やコストの観点から，引き続き厚生年金に関する給付は共済組合が行うことになっている。

■結果の記録

	1回目	正解数	2回目	正解数	3回目	正解数
1. 医療保険制度の基本理念	月　日	／3	月　日	／3	月　日	／3
2. 各種医療保険制度と加入者	月　日	／39	月　日	／39	月　日	／39
3. 保険給付	月　日	／53	月　日	／53	月　日	／53

医療保障制度のあらまし →13

●**医療保障制度の目的**：被保険者・被扶養者に対して，業務外の疾病，負傷，出産，死亡などの保険事故が生じたとき，治療費や休業に伴う収入の減少などによる経済的損失を補う目的をもって保険給付を行うことである。

●**日本の医療保障制度の体系**

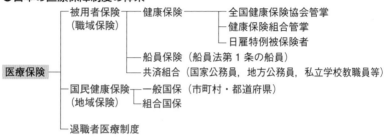

●**保険者と被保険者**：保険者（保険の運営をする者）と被保険者（保険給付を受ける者）を混同しないように注意する。

●**保険給付の内容**
- ・現物給付：療養の給付，訪問看護療養費，入院時食事療養費・入院時生活療養費，保険外併用療養費など
- ・現金給付：移送費，出産育児一時金，埋葬料（費），傷病手当金，出産手当金，高額療養費（現物給付の取扱いもあり）など

●**医療費の負担割合（療養の給付の範囲内のものに限る）**

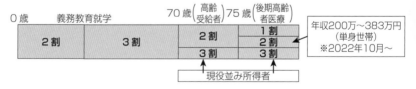

国民健康保険 →2

自営業者等を被保険者とする医療保険制度だが「被扶養者」の考え方はない。

●**保険料の納付**
- ・所得等に応じて，保険料の額が決められる。
- ・保険料の納付が遅れると，督促状が発付される。

	被用者保険					国民健康保険	後期高齢者医療
	健康保険	組合管掌	日雇特例	船員保険	共済組合		
保険者	全国健康保険協会	各健康保険組合	全国健康保険協会	全国健康保険協会	各共済組合	市町村・都道府県 各国保組合	広域連合
被保険者	中小企業の従業員が中心	大企業の従業員が中心	日雇労働者	船員法第１条に規定される船員	国家公務員 地方公務員 私立学校 教職員	自営業者	75歳以上の者 65〜74歳の寝たきり等の者
被保険者資格取得の時期	強制適用事業所に雇用された日 任意適用事業所の認可があった日		強制適用事業所に雇用された日	船舶所有者に使用された日	雇用された日	住所を有するに至った日 組合員となった日	75歳に達した時 65〜74歳については広域連合の認定を受けた日
被保険者資格喪失の時期	死亡，退職の日の翌日 任意適用事業所の適用取消しがあった日の翌日			死亡，退職の日の翌日	死亡，退職の日の翌日	生活保護受給日。組合員でなくなった日。死亡の日または新保険加入の翌日	死亡した日の翌日 生活保護の受給者となった日

保険給付			
	療養の給付	被保険者（加入者）が保険診療を受けたとき
	入院時食事療養費	被保険者（加入者）が入院中に食事療養を受けたとき
	入院時生活療養費	65歳以上の被保険者（加入者）が療養病床で生活療養を受けたとき
	保険外併用療養費	厚生労働大臣が認めた保険外の療養を被保険者が受けたとき
	療養費	治療代全額立替・柔整治療・補装具・施術指示・輸血生血代などで支給
	訪問看護療養費	訪問看護ステーションが医療保険で療養支援や診療補助を提供

			国民健康保険	後期高齢者医療
傷病手当金	傷病による労務不能のため，賃金が支給されないとき		△	△
埋葬料（埋葬費）	被保険者が死亡したとき（船員保険，後期高齢者医療は「葬祭料」。国民健康保険は「葬祭費」）			△
出産育児一時金	被保険者が出産したとき。（共済組合は「出産費」）			×
出産手当金	被保険者の産休により賃金が支給されないとき		△	×
移送費	医師の指示により歩行不能または困難な患者を移送するとき			
その他		付加給付あり	葬祭料に付加給付	休業手当 年金事務 |「被扶養者」の概念なし

△：任意給付，×：給付なし

・滞納が続くと，有効期間の短い保険証（短期被保険者証）が発行される。その後，保険証の返還命令が出される（被保険者資格証明書の発行→10割負担）。この場合，滞納処分（財産の差押え）を受けることもある。

後期高齢者医療制度 →2

2008年4月1日に，老人保健法に代えて後期高齢者医療制度が創設された。
- **目的**：①高齢期における適切な医療の確保，②後期高齢者に対する適切な医療の給付等，③国民保健の向上および高齢者の福祉の増進——である。
- **基本的理念**：自助と連帯の精神に基づき，①加齢から生じる心身の変化を自覚し，常に健康の保持増進に努め，②医療費を公平に負担すること。また，職域・地域・家庭において適切な保健サービスを受ける機会が与えられる。
- **事業**　実施主体（保険者）：各都道府県にある広域連合であり，都道府県内の市町村はすべて加入する。
　　　　特定健康診査・特定保健指導：対象者は40歳以上の医療保険加入者である。メタボリックシンドローム（内臓脂肪症候群）に着目し，特定健康診査の結果に基づいて特定保健指導が行われる。

高額療養費　自己負担限度額 →3

● 70歳未満

※ 過去12か月間で，同じ世帯での支給が4回目以降の限度額

所得区分		自己負担限度額	多数該当（※）
①区分ア	健保：標準報酬月額83万円以上 国保：年間所得901万円超	252,600円＋ （医療費−842,000円）×1%	140,100円
②区分イ	健保：標準報酬月額53万円以上83万円未満 国保：年間所得600万円超901万円以下	167,400円＋ （医療費−558,000円）×1%	93,000円
③区分ウ	健保：標準報酬月額28万円以上53万円未満 国保：年間所得210万円超600万円以下	80,100円＋ （医療費−267,000円）×1%	44,400円
④区分エ	健保：標準報酬月額28万円未満 国保：年間所得210万円以下	57,600円	44,400円
⑤区分オ	（低所得者）　（被保険者が市区町村民税の非課税者等）	35,400円	24,600円

※1　被保険者が市区町村税の非課税者等
※2　総所得金額がゼロの者など

● 70歳以上

年収		自己負担限度額	
		外来（個人）	上限額（世帯ごと）
現役並所得者Ⅲ	約1160万円以上	252,600円＋（医療費−842,000）×1% ［多数該当：140,100円］	
現役並所得者Ⅱ	約770万円〜1160万円	167,400円＋（医療費−558,000）×1% ［多数該当93,000円］	
現役並所得者Ⅰ	約370万円〜770万円	80,100円＋（医療費−267,000）×1% ［多数該当44,400円］	
一般	約156万円〜370万円	18,000円 （年間上限：144,000円）	57,600円
低所得者Ⅱ		8,000円	24,600円
低所得者Ⅰ		8,000円	15,600円

保険診療と医療費

学習のねらい

　保険診療に関わる関係者がどのようなことを行い，それぞれどのような関係にあるかをつかみましょう。また，診療報酬の算定方法と請求の仕組みを知り，診療報酬が請求通り入金されない場合についても学びましょう。

★★ **Q378** 保険診療を行う主体として医師が登録を受け，その診療が指定を受けた医療機関で行われるという制度を〔　　　〕という。　　　　　　　　　　　　　〔　　　　　　　　　　　　　　〕

★★ **Q379** 健康保険法等の医療保険各法に基づき医療機関の指定を行ったり，医師や薬剤師の登録を行ったりするのは〔　　　〕である。　　　　　　　　　　　　　〔　　　　　　　　　　　　　　〕

★ **Q380** 保険医療機関や保険医が保険診療を行ううえで守らなければならない基本的な規則のことを〔　　　〕という。　　　　　　　　　　　　　〔　　　　　　　　　　　　　　〕

★★ **Q381** 健康保険法等の医療保険各法で指定された病院・診療所を〔　　　〕という。　　　　〔　　　　　　　　　　　　　〕

★★ **Q382** Q381 の指定の有効期間は〔　　　〕である。　　　　　　　　　　〔　①3年間　　②5年間　　③6年間　〕

★★ **Q383** Q381 の医療機関は，厚生労働大臣が定める療養の給付の担当に関する事項について，地方厚生局長に定期的に報告を行わなければならない。〔　　　○　　or　　×　　〕

★★ **Q384** 健康保険法等の医療保険各法に基づき登録された医師を〔　　　〕という。　　　　〔　　　　　　　　　　　　　〕

★ **Q385** 健康保険法等の医療保険各法に基づき登録された薬剤師を〔　　　〕という。　　　　〔　　　　　　　　　　　　　〕

★ **Q386** 医師や薬剤師が医療保険各法に基づき登録されると，原則としてその登録は生涯有効である。　　　　　　　　　　　　　　〔　　　○　　or　　×　　〕

A378 二重指定制度

★事務的・経済的な面の責任を医療機関が負い，診療上の責任を医師が負うことにより，保険診療の責任分担を明確にし，円滑な運営を図るという目的がある。すなわち，**保険医療機関では，保険医以外の医師は保険診療に従事できない**ということである。

A379 厚生労働大臣
（地方厚生局長）

★保険医療機関は療養の給付に関し，保険医は健康保険の診療に関し，それぞれ厚生労働大臣の指導を受けなければならない。なお，健康保険法では厚生労働大臣の権限であるが，省令で地方厚生局長に委任されている。

A380 療養担当規則

★保険診療を行うにあたって，その業務の取扱いに関すること，担当の範囲，診療の方針等について定めている（p.162参照）。

A381 保険医療機関

★健康保険法に限らず，船員保険法，国民健康保険法，高齢者医療確保法等の保険診療も取り扱うことになっている。

A382 ③6年間

★なお，個人開業またはこれに準ずる保険医療機関は辞退の申出がない限り，自動的に更新される。

A383 ○

★療養担当規則第11条の3の規定による。報告内容は，保険外併用療養費や酸素・窒素の購入価格，入院食事療養・生活療養の届出事項，明細書の発行状況に関すること等，多岐にわたる。

A384 保険医

★登録は，保険医名簿に記載することによって行われる。

A385 保険薬剤師

★登録は，保険薬剤師名簿に記載することによって行われる。保険薬局において医療保険各法の調剤を行う場合に登録が必要である。保険医療機関で調剤を行う薬剤師は，登録の必要がない。（健康保険法第64条）

A386 ○

★ただし，一定の事由に該当する場合，厚生労働大臣はその登録を取り消すことができる。

★★ **Q387** 健康保険法に基づく登録の取消しを受けた医師や薬剤師が再登録をする際，原則として取消しの日から〔　　〕経過しないと認められない。

〔　①3年間　　②5年間　　③6年間　〕

▶▶ 2. 診療報酬のしくみ ･･･････････････････････

診療報酬とは

★ **Q388** 医療保険の保険者から医療機関等に支払われる医療費のことを〔　　〕という。〔　　　　　　　　　　　　　〕

★ **Q389** 我が国では，医療保険に関する医療費は〔　　〕に基づいて算定される。〔　　　　　　　　　　　　　　　〕

★ **Q390** 診療報酬のルールは〔　　〕，歯科，調剤の別に分けられている。〔　　　　　　　　　　　　　　　　　〕

★ **Q391** 医療費は「点数」で計算されるが，医療保険において1点は〔　　〕円である。〔　　　　　　　　　　　　〕

★★ **Q392** DPC/PDPS は，〔　A　〕に基づいた1日当たりの支払い方式であり，〔　B　〕を対象とした診療報酬の包括評価制度をいう。　　　　　A〔　　　　　　　　　〕
B〔　　　　　　　　　〕

★ **Q393** 保険診療で使用できる医薬品とその公定価格を定めたものを〔　　〕という。〔　　　　　　　　　　　　　〕

★ **Q394** 我が国の診療報酬は，個々の診療・介護行為に支払われる〔　A　〕方式を主とし，疾患別，状態別等の組合せにより支払額が決定される〔　B　〕の方式が一部導入されている。　　　　　　A〔　　　　　　　　　〕
B〔　　　　　　　　　〕

A387 ② 5 年間

★なお, 不正の理由が軽微でないものについては, 5年を経過しても指定・登録の申請を拒否されることがある。

A388 診療報酬

★**診療報酬は公定価格であり, 全国一律**である。

A389 診療報酬点数表

★診療報酬点数表は,「診療報酬の算定方法」という厚生労働省の告示をいう。医療サービスの価格と保障される医療の範囲を示す。正確に算定するには, ある程度の医学的知識が必要である。

A390 医科

★このほか,「診断群分類点数表」(DPC 点数表)がある。

A391 10 (円)

★1943 (昭和 18) 年に採用された。物価変動によって 1 点当たりの単価は変動したが, 1958 年に 1 点単価が 10 円に固定化された。

A392 〔A〕診断群分類
〔B〕急性期入院
　　医療

★2003 年 4 月 1 日から特定機能病院などに導入され, 2006 年 4 月からは対象病院が民間病院にも拡大された。急性期入院医療を対象としている。2023 年 4 月 1 日時点で 1,761 の病院, 483,459 床が対象となって一般病床を持つ全病院の約 30%, 病床数レベルで約 55% を占めている。

A393 薬価基準

★医療費としての薬剤費算定を適正にし, 優良な医薬品の範囲を適正に保つことが本来の使命である。新医薬品の収載は, 原則として年 4 回 (2, 5, 8, 11 月) に行われる。

A394 (A)(個別)出来
　　高払い
(B)包括払い

★個別出来高払い方式, 包括払い方式のメリットとデメリットは以下のとおりである。

	メリット	デメリット
個別出来高払い方式	医師の裁量を評価 →ニーズに合った質の高い医療の提供が可能	過剰な医療を招き, 効率化が阻害される
包括払い方式	医療費の削減 →効率的で腕のいい医師が評価される	過少診療につながり, 医療の質が低下する

診療報酬の決定

★ **Q395** 労災や交通事故，自費診療を含め，病気やけがの診断・治療で医療機関や保険薬局などに支払われた費用の総額を〔　　　〕という。　〔　　　　　　　　　　　　　〕

Q396 国民医療費の医科診療医療費を傷病分類別にみた場合，最も割合が高いのは新生物（腫瘍）の疾患である。

〔　　○　or　×　　〕

★★ **Q397** 診療報酬は，〔　A　〕が，〔　B　〕に諮問し，その意見を聴いて決定する。　A〔　　　　　　　　　　　　　〕
B〔　　　　　　　　　　　　　〕

★ **Q398** 社会情勢や経済情勢の変化，または医学技術の変化に対応するため，診療報酬はおおよそ〔　　　〕に１度見直しが行われる。　〔　①１年　②２年　③３年　〕

★ **Q399** 薬価基準は〔　A　〕の答申を経て，〔　B　〕が決定する。　　A〔　　　　　　　　　　　　　〕
B〔　　　　　　　　　　　　　〕

★ **Q400** 新薬の特許が切れた後，その薬と同じ成分で製造される医薬品を〔　　　〕という。〔　　　　　　　　　　　　　〕

患者負担金の徴収

★★ **Q401** ある日の診療点数が625点であった。このとき，窓口負担額はいくらになるか。
①５歳児　　　　　　　　　　　〔　　　　　〕
②24歳の者　　　　　　　　　　〔　　　　　〕
③70歳の者（一般の者）　　　　〔　　　　　〕
④75歳の者（一般の者）　　　　〔　　　　　〕
⑤77歳の者（現役並み所得者）　〔　　　　　〕

| A395 | 国民医療費 | ★健康診断，正常な出産，美容外科の費用，差額ベッド代，市販薬の費用などは除外されている。2020年度の国民医療費（概算）は42.2兆円。 |

| A396 | × | ★「2021年度 国民医療費の概況」によれば，「**循環器系の疾患**」が最も多く，「新生物（腫瘍）」は2番目となっている。 |

| A397 | 〔A〕厚生労働大臣
〔B〕中央社会保険医療協議会（中医協） | ★診療報酬は，市場原理により発生してしまう医療の質の低下を防ぐため，公定価格となっている。専門的検討を行うため，厚労省に中央社会保険医療協議会を設置し，医療保険の支払側，診療・調剤担当側，及び公益委員で構成される。 |

| A398 | ② 2年 | ★社会保障審議会が策定する基本方針に沿った見直しがなされ，近年は医療サービスの提供・利用に直接影響を及ぼしている。なお，2024年度の診療報酬改定の施行期日は例年の4月1日から6月1日に変更された。 |

| A399 | 〔A〕中央社会保険医療協議会（中医協）
〔B〕厚生労働大臣 | ★診療報酬とは異なり，2019年度より毎年改定される。また，改定の施行期日は例年と同じく4月1日である。 |

| A400 | 後発医薬品（ジェネリック医薬品） | ★新薬(先発医薬品)に比べ研究開発費がかからないため，薬価が低く設定されている。後発医薬品が普及すると医療費の削減につながるため，診療報酬や調剤報酬の調剤で優遇措置が取られてきた。 |

| A401 | ① 1,250円
② 1,880円
③ 1,250円
④ 630円
⑤ 1,880円 | ★(1)患者の年齢・保険の加入状況，(2)10円未満の端数処理（1円の位は四捨五入）に注意する。患者の年齢・保険の加入状況から負担割合がわかるが，その負担割合についてはp.144を参照。
①・③は2割負担であるから，
　625点 × 10円 × 0.2 = 1,250円。
②・⑤は3割負担であるから，
　625点 × 10円 × 0.3 = 1,875円 ⇒ 1,880円。
④は1割負担であるから，
　625点 × 10円 × 0.1 = 625円⇒ 630円。 |

★ **Q402** 後期高齢者医療制度の2割負担の対象となる患者において，1回の外来受診で3,500点となる場合，窓口徴収額は7,000円となる。

〔　　　○　　or　　×　　〕

Q403 次のうち，患者から消費税を徴収できるものはどれか。
①医療保険の一部負担金
②自賠責保険による交通事故の治療
③健康診断　　　　　　〔　　　　　　　　　〕

★ **Q404** 保険医療機関の判断で，自由に患者の一部負担金や入院時食事療養費の標準負担額の減免をしてもかまわない。

〔　　　○　　or　　×　　〕

★ **Q405** いわゆる差額ベッド代は，医療保険の適用外であるため，病床の利用状況に応じて保険医療機関は自由に値引きをすることができる。

〔　　　○　　or　　×　　〕

Q406 患者に渡す50,000円を超える自費治療費の領収書に印紙を貼る必要がある。　〔　　　○　　or　　×　　〕

未収金への対応

Q407 患者に対して請求した医療費のうち，既定の期日までに支払われていないものを〔　　　〕という。

〔　　　　　　　　　　　　　　　〕

A402 ×

★設問の患者については，2025年9月30日までは，1割負担の場合と比べた1月分の負担増を最大3,000円とする激変緩和措置が取られる。すなわち，外来の窓口負担額が6,000円（3,000点の2割）に達した段階で1割負担の場合（3,000円）からの負担増分が3,000円となるため，6,000円を超えた分は1割負担となる。
設問の場合は，3,000点分については6,000円，残り500点分については，500点×10円×0.1 = 500円で，合わせて6,500円となる。

A403 ③

★社会保険医療の適用があると認められるものは消費税が非課税であり，適用がないものまたは適用の範囲を超えるものは課税が原則である。
健康診断は社会保険医療の適用ではないため，消費税の課税対象となる。

A404 ×

★一部負担金を徴収しないことは，法令上認められていない（健康保険法第74条，療養担当規則第5条ほか）。

A405 ×

★差額ベッドの徴収に当たっては，内容を定めるごとに地方厚生局長へ報告し，加えて患者の同意，院内掲示，領収書の発行が義務付けられている。そのため，保険医療機関は自由に値引きをすることができない。

A406 ×

★印紙税法により，医療機関が作成する受取書については，営業に関しない，非課税の文書に当たる（同法第5条及び基本通達）。

A407 未収金

★厚生労働省「医療機関の未収金問題に関する検討会報告書」によると，生活困窮，悪質滞納などが，発生の主要な原因である。

Q408 患者に支払いを督促するときの基本は次のとおりである。
- 〔　A　〕の確認を求める。
- 理解を示しつつ，約束を実行してもらうよう求める。
- 約束が守られなかったときの対処に触れる（弁護士への依頼，公的機関への相談，訴訟等）。
- 〔　B　〕を設けて，約束の実行を迫る。

A〔　　　　　　　　　　　　　〕
B〔　　　　　　　　　　　　　〕

Q409 未収金の回収に関する紛争解決方法について述べたもののうち，誤っているものはどれか。
①少額訴訟…60万円以下の金銭支払い…簡易裁判所へ提訴
②支払督促…口頭弁論や証拠調べの手続不要…地方裁判所へ申立て
③民事調停…当事者同士の合意による紛争の解決…簡易裁判所へ申立て

〔　　　　　　　　　　　　　　〕

Q410 保険医療機関が一定の回収努力をしたにも関わらず，患者が一部負担金を支払わない場合において，保険者に，一部負担金の請求をすることができる。

〔　　○　　or　　×　　〕

診療報酬の請求

★ **Q411** その月の医療費の請求をすべて集計した一枚の書類のことを〔　　　〕という。　〔　　　　　　　　　　　　　〕

★★ **Q412** 患者が受けた診療について，医療機関等が保険者に請求する医療費の明細書のことを〔　　　〕という。

〔　　　　　　　　　　　　　　〕

A408　(A) 事実
　　　　(B) 期限

★督促するときは，金融機関の手続きの遅延や医療機関の確認ミスの可能性もあるので，相手（患者）が悪いと一方的に決めつけてはならない。まず，事実を確認してからこちらの主張を冷静に伝えることが大切である。非情な言い方をしたり，最初から攻撃する姿勢で話をすると，相手が態度を硬化させ対立が深まってしまい，解決が困難になる。約束を実行させる際に期限を設けるのは，さらなる遅延を防ぐためである。

A409　②

★支払督促は簡易裁判所の書記官に対して行う（民事訴訟法第382条）。
なお，少額訴訟は年間10件までという制限がある。原則として即日結審，判決が出される。

A410　○

★これを「**善管注意制度**」という。「一部負担金」についての規定であり，健康保険の被扶養者が支払う「自己負担金」はこの制度対象とはならない。
保険者に請求するには，徴収努力をしたことを明らかにできる資料（内容証明郵便による督促や電話による交渉経過の記載など）が必要である。

A411　診療報酬請求書

★医療保険制度ごとに分かれて記載される，「療養の給付」欄と「食事療養・生活療養」欄がある。前者には「件数」「診療実日数」「点数」「一部負担金」が，後者には「件数」「回数」「金額」「標準負担額」が記載される。

A412　診療報酬明細書
　　　　（レセプト）

★1カ月ごとに患者別，入院・外来別，保険の種類別に作成する。

★★ **Q413** 保険医療機関は，医療費請求の書類を診療月の〔　　　〕までに審査支払機関に提出するのが原則である。

〔　　　　　　　　　　　　〕

★★ **Q414** 原則として，保険医療機関が送付する医療費の請求書類の宛先の組合せとして誤っているものはどれか。
　①国民健康保険の加入者……国民健康保険団体連合会（国保連合会）
　②被用者保険の加入者……社会保険診療報酬支払基金（支払基金）
　③後期高齢者医療制度の被保険者……社会保険診療報酬支払基金

〔　　　　　　　　　〕

★★ **Q415** 保険医療機関の診療報酬請求権の時効は，診療月の〔　A　〕から起算して〔　B　〕である。

A〔　　　　　　　　　　〕
B〔　　　　　　　　　　〕

★★ **Q416** 国保連合会や支払基金は，以下のことを行う。
　・診療報酬請求書および診療報酬明細書の〔　A　〕。
　・保険者から〔B〕を徴収し，保険医療機関に支払う。

A〔　　　　　　　　　〕
B〔　　　　　　　　　〕

★ **Q417** 診療報酬請求において，記載内容に不備があったときに，請求書・明細書が請求した医療機関に差し戻されることを〔　　　〕という。　　　〔　　　　　　　　　　　〕

★ **Q418** 診療報酬請求において，「適応外，過剰，重複，不適当，不必要」等の理由により，医療費の請求額が減額されることを〔　　　〕という。　　〔　　　　　　　　　　〕

A413 翌月 10 日

★現在，ネットワーク回線を使って電算処理したレセプトデータを送信する「**レセプトオンライン請求**」が原則となっている。

A414 ③

★後期高齢者医療制度の被保険者分は，原則として国民健康保険団体連合会に請求する。
なお，診療報酬は本来，保険医療機関が保険者に請求し，支払いを受けるのが原則だが，全国には多くの医療機関があり，それぞれ個別に支払をしていたのでは，事務が非常に煩雑になるため，これらの業務を審査支払機関に委託している。

A415 (A)翌月の 1 日
(B)5 年間

★診療月のレセプトを所定の日までに提出できなかった場合，月遅れで請求することは可能である。また，減点された場合の再審査請求権も同様。

A416 (A)審査
(B)診療報酬

★原則として，診療報酬は診療した月の翌々月の下旬に支払われる。

A417 返戻

★国保連合会や支払基金などの審査支払機関のほか，保険者も確認を行う。その結果，被保険者資格がない人が受診した場合や，保険者番号の転記ミスの場合も返戻される。返戻となったものは修正して再提出をすることができる。

A418 査定（減額査定）

★保険医療機関は減点に納得がいかない場合は，医師と相談のうえ，6 カ月以内であれば，**再審査請求**をすることができる。
査定には以下の種類がある。

A 査定	医学的に適応と認められないもの
B 査定	医学的に過剰・重複と認められるもの
C 査定	A・B 以外の医学的理由により適当と認められないもの
D 査定	告示・通知の算定要件に合致しないと認められるもの

Q419 保険診療の取扱い，診療報酬の請求等に関する事項について地方厚生局が周知徹底させることを〔　　　〕という。

〔　　　　　　　　　　　　　　　〕

★ **Q420** 診療内容・診療報酬の請求に不正または著しい不当の疑いがあった場合に地方厚生局により行われるものを〔　　　〕という。　　　　　　〔　　　　　　　　　　　　　　　〕

Q421 出産育児一時金の直接支払制度を採用している保険医療機関は，一時金の請求をすべて社会保険診療報酬支払基金（支払基金）に対して行わなければならない。

〔　　　○　　　or　　　×　　　〕

A419 指導

★保険診療の質的向上および適正化を図ることを目的とする。指導には，以下の4種類がある。

集団指導	新規指定時，診療報酬改定時に実施
集団的個別指導	レセプト1件当たりの点数が基準平均点を超える保険医療機関等が対象
個別指導	集団的個別指導の後に改善されなかった保険医療機関等が対象
新規個別指導	新規の集団指導を受けた後に行う個別指導

A420 監査

★監査が行われると，なんらかの行政処分を伴う可能性がある。悪質なケースでは保険医療機関の指定の取消し等になることもある。

A421 ×

★以下の図表のとおり提出先が異なる。

	国保被保険者		被用者保険加入者	
	正常分娩	異常分娩	正常分娩	異常分娩
国保連合会	○	○	×	×
支払基金	×	×	○	○

■結果の記録

	1回目	正解数	2回目	正解数	3回目	正解数
1. 保険診療を行う医療機関と医療従事者	月 日	／10	月 日	／10	月 日	／10
2. 診療報酬のしくみ	月 日	／34	月 日	／34	月 日	／34

保険診療のしくみ （図表1）➡1

● **二重指定制度：医療機関が，健康保険などによる診療を行う場合は，医療機関ならびに医師双方が指定を受けなければならない。**
　・病院・診療所が保険医療機関になるためには，厚生労働大臣（地方厚生局長）の指定が必要である（指定の期間は6年間）。
　・医師，歯科医師が保険医になるためには，厚生労働大臣に登録することが必要である（登録は取消しの事由に該当しない限り生涯有効）。

● **保険料：被保険者から保険者に納める保険料は被保険者の所得等に応じて決められる。**
　・被用者保険では，毎月の給与を保険者が定める等級に当てはめたもの，およびボーナスに一定の割合を掛けた額を納める。
　・国民健康保険では，保険者ごとに世帯の収入，資産の状況，人員の数に応じた額を勘案した保険料額を算出し，その額を納める。

● **保険診療の基本的なルール：保険医療機関及び保険医療養担当規則（療養担当規則）に規定されている。**
　・あんま，はり，きゅうの施術に関する同意
　・保険で行うことのできる医療行為ならびに使用できる医薬品
　・特定の保険薬局への誘導の禁止
　・受給資格の確認等

診療報酬の請求 ➡2

　保険医療機関は，患者ごとに診療行為，薬剤の支給状況等に基づき診療報酬を計算し，患者は一部（自己）負担金を支払う。残額は第三者機関を通して保険者に請求する。

● **診療報酬：保険診療の際，医療行為等の対価として計算される報酬である。**

図表1　保険診療の仕組み

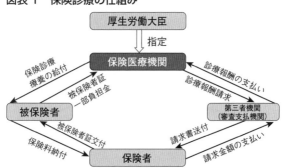

- ・「点数」(1 点＝ 10 円)で計算される。
- ・診療報酬点数表は，保険診療の範囲・内容を定める「**品目表としての性格**」と，個々の医療行為または一定範囲の医療行為の価格を定める「**価格表としての性格**」をもつ。
- ・中央社会保険医療協議会（中医協）が決定し，**厚生労働大臣が告示**する。改定は**原則 2 年に一度**で，6 月より実施される。
- ●**薬価**：国が決定する医療用医薬品の公定価格である。
  - ・「円」で告示されるが，保険診療では「点数」(五捨五超入)に換算される。
  - ・診療報酬点数表と同様に，保険診療で使用できる「品目表としての性格」と，「価格表としての性格」を併せもつ。
  - ・中医協が決定し，厚生労働大臣が告示する。改定は**原則 1 年に一度**で，4 月より実施される。
- ●**診療報酬請求**：保険医療機関が，保険者に診療報酬を請求する。
  - ・保険医療機関が，患者ごとに診療報酬明細書（レセプト）を作成する。
  - ・原則，**診療月の翌月 10 日**までに，審査支払機関（支払基金または国保連合会）に提出する。
  - ・審査支払機関は，レセプトの内容に誤りがないかどうかを審査し，診療報酬の額を確定する。その際，不備があれば保険医療機関への差戻し（返戻）や診療点数の増減点（査定）を行う。

療養の給付と直接関係のないサービス等の取扱いについて ➡ 2

医療保険とは別に実費徴収できるもの	
●**日常生活上のサービスにかかる費用** 　・おむつ代，腹帯代など 　・テレビ料金，ゲーム機・パソコン，各プレイヤーの貸し出し費用 　・理髪代　・クリーニング代　　　など ●**公的保険給付とは関係のない文書の発行にかかる費用** 　・証明書代 　・診療録の開示手数料 　・診断書の翻訳料 ●**診療報酬点数表上，実費徴収が可能と明示されているもの** 　・在宅医療にかかる交通費 　・薬剤の容器代 ●**治療中の疾病または負傷とは認められないもの** 　・インフルエンザなどの予防接種 　・感染症の予防に適応をもつ医療品の投与 　・美容整形 　・ニコチン依存症管理料以外の患者に対する禁煙補助剤の処方	・治療中の疾病または負傷に対する医療行為とは別に実施する検診 ●**その他** 　・患家等への薬剤の持参料および郵送料 　・患家等への処方箋及び薬剤の郵送代 　・通訳料 　・他院より借りてきたフィルム返却時の郵送代 　・院内併設プールで行うマタニティスイミングに関する費用 　・患者都合による検査のキャンセルに伴い使用できなくなった当該検査に使用する薬剤の費用 　・院内託児所・託児サービスなどの利用料 　・手術後のがん患者らに対する美容・整容の実施講習など 　・有床義歯等の名入れ 　・画像・動画情報の提供費用 　・公的な手続き等の代行費用 　・オンライン診療機の運用費用

医療保険とは別に実費徴収できないもの	
●手技料に包括されている材料やサービスにかかる費用 ・入院環境などにかかるもの ・材料にかかるもの，サービスにかかるもの ●診療報酬算定上，回数制限のある検査などを規定回数以上に行った場合の費用（厚生労働大臣が定めるものを除く）	●新薬，新医療機器，先進医療などにかかる費用 ・薬事法上の承認前の医薬品，医療機器 ・適応外使用の医薬品 ・保険適用となっていない治療方法 ●「お世話料」「雑費」などのあいまいな名目のもの

消費税の徴収について （消費税法基本通達6章6節— 1）→**2**

●社会保険医療の適用があると認められるものは非課税
社会保険医療の適用がないもの，適用の範囲を超えるものは原則課税

消費税課税のもの	消費税非課税のもの
●選定療養にかかるもの ・差額ベッド代の費用 ・初診，再診の特別料金　　　　など ●医療保険の適用ではないもの ・予防接種の費用 ・健康診断の費用 ・美容整形の費用 ・診断書作成費用 ・要介護認定申請にかかる意見書作成費用 　　　　　　　　　　　　　　など	●評価療養・患者申出療養にかかるもの ・先進医療・患者申出療養の自費部分 ●医療保険の適用のもの ・療養の給付 ・保険外併用療養費 ・公費負担に関するもの ・柔道整復師の施術の費用 ●その他 ・自賠責にかかる費用 ・助産にかかる資産の譲渡 ・介護保険サービス　　　　　など

未収金 （図表2）→**2**

　未収金の発生は医療機関の経営を圧迫するため，いかに発生を抑えるかが大切である。

●原因：①悪質滞納者の増加，②生活困窮者，保険未加入者の増加，③第三者行為による支払方法の未決定——などである。

●対策
　・未収金防止の観点：①患者の連絡先・連帯保証人の把握，②公的扶助，国民健康保険料の減免，高額療養費制度等の支払減免制度の検討・活用，③分割納入，デビットカード，クレジットカード等の支払方法の検討・活用
　・未収金発生後の観点：①督促，②少額訴訟，支払督促など，法的手段の活用，③連帯保証人，保険者など，患者本人以外への請求，④債権回収業者への依頼

図表2　未収金の督促・回収

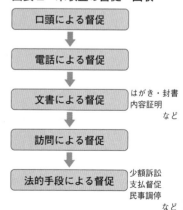

口頭による督促
↓
電話による督促
↓
文書による督促　　はがき・封書内容証明　など
↓
訪問による督促
↓
法的手段による督促　　少額訴訟支払督促民事調停　など

6章

診療報酬請求の技術

学習のねらい

この章では，請求の際に注意する点について取り上げました。医療事務の検定試験でレセプトの点検問題に役立つ内容を取り上げております。検定試験を受験する方は，繰り返し解いて理解するようにしましょう。

▶▶ 1. レセプト作成にあたって

★ **Q422** 医療機関が診療報酬を算定するには，算定要件と〔　　　〕を満たす必要がある。　　〔　　　　　　　　　　　〕

★ **Q423** DPC対象病院に入院した患者はすべて診断群分類点数表（DPC点数表）で算定する。

〔　　　○　　or　　×　　〕

★ **Q424** 同一月内に患者の医療保険の保険者番号に変更があった場合，診療報酬明細書は変更した保険者番号を記載したレセプトのみ作成する。　　〔　　　○　　or　　×　　〕

★ **Q425** 患者が任意に治療を中止した場合や疑い病名に対して確定診断がなされた場合，レセプトの転帰欄には〔　　　〕を記載する。

　　①治癒　　②中止　　③軽快

〔　　　　　　　　　　　　　　　〕

★ **Q426** レセプトの内容の正当性を明らかにするために，患者の症状，診断・治療の経緯を詳しく記載した文章のことを〔　　　〕という。　　〔　　　　　　　　　　　〕

Q427 医科の診療において，患者個人の1月の合計点数が〔　　　〕点以上になる場合は，診療日ごとの症状，経過および診療内容を明らかにすることができる情報を付して，審査支払機関にレセプトを提出しなければならない。

〔　　　　　　　　　　　　　　　〕

★ **Q428** 審査支払機関に診療報酬を請求後，患者情報の記載に誤りがあることを発見した。この場合，保険医療機関は，保険者に連絡してレセプトを訂正してもらうよう依頼する。

〔　　　○　　or　　×　　〕

A422 施設基準

★算定要件は「診療報酬を算定するための要件」を，施設基準は「医療機関内の人員体制や設備に関する基準」を意味する。

施設基準は，保険医療機関が地方厚生局に届け出て受理されることが必要である。そして，保険医療機関には毎年 7 月に施設基準に関する定例報告が義務付けられている。

A423 ×

★診断群分類点数表で算定するのは，一般病棟の入院患者のうち「対象疾患」ごとに定められた「入院期間」内で入院している患者が中心である（なお，入院後 24 時間以内の死亡患者や臓器移植患者等は除く）。それ以外は，診療報酬点数表に基づいて算定する。

A424 ×

★月の途中で保険者番号を変更した場合，保険者番号ごとにレセプトを作成する。

A425 ②

★「治癒」は，症状がおさまりこれ以上外来診療の必要がない場合に用いられる。「軽快」は，退院後一定の外来診療が必要な状態に用いられる。なお，「軽快」は DPC のレセプトのみに使用される。

A426 症状詳記

★レセプト上の傷病名等のみで診療内容の説明が不十分と思われる場合は，「症状詳記」で補う。作成の際は，以下の点に注意する。

・当該診療行為が必要な具体的理由を，簡潔明瞭かつ正確に記述すること。
・客観的事実（検査結果等）を中心に記載すること。
・診療録の記載やレセプトの内容と矛盾しないこと。

A427 35 万

★高額なレセプトについては慎重に審査する必要があることから，このような規定が設けられている。

A428 ×

★設問の場合，審査支払機関にレセプトの取り下げ（返戻）の依頼を行う。

Q429 審査支払機関が行う診療報酬の点検には以下のものがある。

〔　A　〕…同一患者につき，保険医療機関と保険薬局のレセプトを突き合わせて確認すること。

〔　B　〕…同一保険医療機関に係る同一患者において，その当月と過去複数月のレセプトを照合して確認すること。

〔　C　〕…同一患者・同一診療月における入院と入院外レセプトを照合する点検

A〔　　　　　　　　〕B〔　　　　　　　　〕C〔　　　　　　　　〕

▶▶ 2. 点数算定のポイント ⋯⋯⋯⋯⋯⋯⋯⋯

初診・再診

★ **Q430** 診療所外来で，令和6年4月のレセプトの記載が以下の条件のとき，初再診の回数は次のうちどれか。

〔　　　　　　　　　　　　　　　　　　　　〕

【レセプト】

傷病名	(1) 肩関節周囲炎 (2) 急性上気道炎 (3)	診療開始日	(1) 6年4月5日 (2) 6年4月26日 (3) 　年　月　日	転帰	治ゆ (1)	死亡	中止	診療実日数	保険	2日
									公費①	日
									公費②	日

①初診1回，再診1回
②初診2回
③再診2回

★ **Q431** 協会けんぽの被保険者であるAさんは，高血圧症で通院治療中である。Aさんが事情で退職し，国民健康保険の被保険者となった場合，保険が切り替わった最初の受診は「再診料」で算定する。　〔　　○　　or　　×　　〕

A429 (A) 突合点検
(B) 縦覧点検
(C) 通覧(横覧)
点検

★突合点検では，処方せんを発行する保険医療機関のレセプトに記載された傷病名と保険薬局のレセプトに記載された医薬品の適応，投与量及び投与日数を確認する。
縦覧点検や通覧点検では，一定期間内における算定回数等に抵触しないか，診療の流れから特定の診療行為が過剰に算定されていないか，ということを確認する。

A430 ②

★医学的に初診と言われる診療行為があったときに初診料を算定する〔医科診療報酬点数表（以下「点数表」）A000 の通知〕。診療実日数が2日であるから，4月5日と26日に受診したことがわかる。4月5日に発症した肩関節周囲炎は治ゆとなっている。4月26日に発症した急性上気道炎は，肩関節周囲炎とは関連性がなく，医学的に初診といえる。そのため，4月26日も初診料を算定する。よって，4月は初診料を2回算定する。

A431 ○

★初再診は，医学的状況に基づいて判断される（点数表 A000・通知参照）。すなわち，保険の加入状況では左右されない。保険が切り替わる際は，コンピュータの登録状況に変化が生じることがあるため，各医療機関のルールに従って適切に処理されたい。

★ | Q432 | 往診を行った翌日に，患者の家族が処方薬を受け取るために来院した。医師による診察がなく，薬剤師が投与法について説明を行っただけの場合，この日については「再診料」は算定できない。　〔　　○　　or　　×　　〕

医学管理・検査

★★ | Q433 | 胃がんの術後の患者に対して，術後の経過観察のために，静脈採血を行い CEA および CA19-9 の検査（腫瘍マーカー検査）を行った。この場合，検査実施料，静脈採血料，および生化学的検査（Ⅱ）判断料の点数を算定する。
〔　　○　　or　　×　　〕

★★ | Q434 | 特定薬剤治療管理料には，薬物血中濃度測定に関わる採血の費用も含まれる。　〔　　○　　or　　×　　〕

★★ | Q435 | 慢性肝疾患の患者に対して同一月に医学管理の特定疾患療養管理料と在宅医療の在宅自己注射指導管理料の対象となった場合，主たる点数を算定する。
〔　　○　　or　　×　　〕

投薬・注射

● 投薬

★★ | Q436 | 1 錠 10 円の内用薬 A を次のように処方された場合，薬剤料はどのように計算されるか。
Rp.　内用薬 A　1 回 2 錠　　3 回分
〔　①1 点×6　②2 点×3　③6 点×1　〕

A432 ○

★初・再診料は「保険医による診察を行った」とき
に算定するものである（点数表第1章第1部基本
診療料第1節初・再診料通則・通知）。設問では医
師の診察がないため，算定不可。

A433 ×

★腫瘍マーカー検査については，「**がん（悪性腫瘍）
の疑い**」の病名で実施した場合は，**検査**の項目で
算定をする（点数表 D009・通知）が，「**がん
（悪性腫瘍）**」の病名で実施した場合は，医学管理
の B001「**3**」悪性腫瘍特異物質治療管理料で算
定する。設問の場合は2項目行っており，400点を
算定する（**検査にかかる採血の費用や判断料は算
定できない**）。

A434 ○

★点数表 B001「2」・通知参照。**血中濃度測定と同
一日に他の血液検査を行った場合であっても，そ
の日は採血の費用は算定できない**ので，注意が必
要である。

A435 ○

★ B000 特定疾患療養管理料と在宅療養指導管理料
（C101 在宅自己注射指導管理料はここに含まれ
る）とは，同一月に併せて算定をすることはで
きない（点数表第2章 特掲診療料に関する通
則・通知）。この場合，点数の高いものを算定す
る。在宅自己注射指導管理料は内容によって点
数が異なるので，確認が必要である。なお，**特
定疾患療養管理料が算定できなくとも，処方が
なされていれば特定疾患処方管理加算が算定可。**

A436 ②

★内用薬（内服薬・頓服薬）の薬剤料は，「1日〔1
回〕の薬剤の点数×日数〔回数〕」で計算される
（点数表 F200）。設問は「回数」が書かれている
ので，頓服薬の計算である。この基準に基づいて
計算すると，

　1回の薬剤……10円×2錠＝20円→2点
　（計算の結果，15円以下は1点，15円を超える
　場合は，1点に15円またはその端数を増すご
　とに1点を加えていく）
よって，2点×3(回分)となり，②が正しい。

★★ Q437 診察室から以下のオーダーがあった。
Mパップ（1袋7枚入り。1枚10円）8袋　1日　1-2
回　貼付
このときの薬剤料は，7点×8調剤分　と計算する。

〔　　○　　or　　×　　〕

★★ Q438 調剤技術基本料は，同一月に医学管理料の薬剤管理指導料
を算定した場合には算定できない。

〔　　○　　or　　×　　〕

★★ Q439 退院時に投与され，自宅で服用する薬剤は，外来のレセプ
トで請求する。　　　　　　〔　　○　　or　　×　　〕

★★ Q440 2024年6月1日より，糖尿病，脂質異常症，高血圧を
主病とする患者に対して，1回の受診で28日分以上の処
方を行った場合，特定疾患処方管理加算を算定することが
できない。　　　　　　　〔　　○　　or　　×　　〕

★ Q441 医師が「Y細粒　400mg」を処方するように指示をした。
薬価基準においてY細粒の規格・単位は「100mg1g」で
ある。この場合，Y細粒を400g分算定した。

〔　　○　　or　　×　　〕

A437 ×

★パップ剤は外用薬であるため，**1処方につき，総量を1調剤分として計算**する。すなわち，10円×7枚×8袋＝560円→56点×1調剤分となる。なお，**貼付薬は1回の処方につき63枚以下の投与が原則**であり，レセプトの摘要欄には1日の用量を記載する必要がある。

A438 ○

★点数表F500「注4」参照。なお，薬剤管理指導料は，入院患者に対して薬剤師が服薬指導を行った場合に，算定間隔は6日以上かつ週1回を条件に月4回まで算定することができる。

A439 ×

★**退院前に投与された薬剤はすべて入院のレセプトで請求する**。なお，入院の調剤料は1日単位で算定するが，入院期間を超えた分の投薬がなされた場合，その超えた分については算定できない（点数表F000・通知）ので注意を要する。

A440 ○

★特定疾患処方管理加算は，「厚生労働大臣が定める疾患」を主病とする患者に対して，1回の受診で28日分の処方以上の処方を行った場合に算定できる。しかし，糖尿病，脂質異常症，高血圧症については，2024年6月1日より「厚生労働大臣が定める疾患」の対象から外れるため，算定が認められない。

A441 ×

★力価表示に関する問題である。**力価とは薬剤の有効な「成分量（原末の量）」**をいう。実際に調剤・請求する際は，薬価基準に合わせなければならず，その規格・単位は次のように構成される。

100mg 1g

1gに対する原末の量　実際に調剤する量
（調剤・服用の便を図るために，原末に賦形剤を加えた結果の量）

設問の場合は100mg /1g(1000mg)＝0.1　と計算できるので，実際に調剤する量の10％が原末の量であることがわかる。
400mg処方の場合，調剤の量は
　400mg / x ＝ 0.1（10％）
　x ＝ 400mg ÷ 10％ ＝ 4000mg → 4 gとなる。

★ **Q442** 医薬品や医療機器に添付されている，使用上の注意や用法・用量，服用した際の効能，副作用などを記載した書面を〔　　〕という。

〔　　　　　　　　　　　　　　　　〕

●注射

★★ **Q443** 手術日以外の日で，6歳以上の入院患者に以下のとおり点滴が行われた場合，点滴の注射実施料は500mL未満の点数で算定する。

　　点滴注射　　薬剤A　250mL　1瓶
　　　　　　　　薬剤B　100mg　1袋
　※1日2回行われたものとする。

★ **Q444** 医師が「Z注射薬　50mg」を処方するように指示した。薬価基準においてA注射薬の規格・単位が「5% 1mL1管」となっていたので，1管分算定した。

〔　　○　or　×　〕

処置・手術

★★ **Q445** 以下のうち，技術料を算定できるものはどれか。
①局所麻酔を伴う手術を実施した日に化膿止めの点滴を行った場合
②全身麻酔を伴う手術を実施した日に酸素吸入を行った場合
③骨折非観血的整復術を行った日にギプス固定を行った場合

〔　　　　　　　　　　　　　　　　〕

★★ **Q446** 介達牽引と消炎鎮痛等処置，腰部固定帯固定（各35点）を同一日に併せて行った場合，その日の処置の点数は35点を算定する。　　〔　　○　or　×　〕

A442 添付文書

★医薬品医療機器等法に基づいて作成される公文書で，電子化され公開されている。薬価基準に収載されている医薬品については，記載内容が保険診療で使用できる原則の範囲を示している。

A443 ×

★点滴の実施料は **1 日単位で計算される。1 日の注射量の合計で点滴の実施点数を判断する**（点数表G004）。設問では 1 日 2 回実施されており，注射の量が 500mL 以上として算定する。なお，薬剤料についても 1 日の注射量を基準に計算するため，コンピュータに入力する際は注意を要する。

A444 ○

★注射における力価計算である。薬価基準上の単位が mL で，処方が mg と力価表示の場合，以下の計算式を用いて換算する。

$$\underset{\text{薬価基準}}{A\% \; BmL} \;\; = \;\; \underset{\text{力価}}{\dfrac{(A \times B \times 10)\,mg}{}}$$

上記の計算式に当てはめると，

$5\%1mL \;\; = \;\; (5 \times 1 \times 10)\,mg \;\; \rightarrow \;\; 50mg$

となる。薬価基準上の単位と力価が一致するので，1 管分を算定する。

A445 ③

★点数表第 10 部手術 通則 1・通知参照。**手術当日に，手術に関連する注射・処置を行った場合は，ギプスの場合を除いて算定できない。**特に，手術当日に行われることが多い，点滴注射，創傷処置，酸素吸入，ドレーン法，留置カテーテル設置については算定できないので留意すること。

A446 ○

★**介達牽引と消炎鎮痛等処置，腰部固定帯固定を同一日に併せて行った場合は，主たるもののみ算定する**（点数表 J118，J119-2・通知）。なお，腰部固定帯固定を行った場合は，初回の実施に限り腰部固定帯加算を算定することができる。

★★ **Q447** 手術時にイソジン液（外皮用殺菌剤）を使用した。このとき，イソジン液の薬剤料は算定できない。

〔 ○ or × 〕

検査・画像診断

★★ **Q448** 60歳の右変形性膝関節症の患者に対して，右膝に単純デジタルX－Pを1回，比較のため左膝に単純デジタルX－Pを1回撮影した場合，レセプトの請求は以下のとおりになる。
※電子画像保存管理を行っているものとする。

＜摘要欄＞

⑦	左膝単純デジタルX－P　撮影1回　（電画）　168×1
	右膝単純デジタルX－P　撮影1回　（電画）　168×1

〔 ○ or × 〕

入院

★ **Q449** 4月10日10時より外泊し，4月13日10時に帰院した場合，外泊の日数は3日である。

〔 ○ or × 〕

わかった！

A447 ○　★手術において，外皮用殺菌剤を用いた場合は薬剤料として算定をすることができない。（点数表第10部手術　通則2・通知）。なお，**処置において外皮用殺菌剤を用いた場合は，薬剤料として算定できるので留意すること。**

A448 ×　★対称器官または対称部位の健側を患側の対照として撮影する場合における撮影料，診断料については，一連のものとして算定する。すなわち，以下のとおりとなる。

⑦ 両膝単純デジタルＸ－Ｐ　撮影2回　電画 　　（健側部位との比較のため）　　　　　224×1

A449 ×　★外泊の日数は丸1日保険医療機関を不在にしていたときに算定する。設問では丸1日不在にしていたのは11日と12日であるから，2日となる。4月10日と13日は通常の入院料を算定する。

■結果の記録

	1回目	正解数	2回目	正解数	3回目	正解数
1．レセプト作成にあたって	月　　日	／8	月　　日	／8	月　　日	／8
2．点数算定のポイント	月　　日	／20	月　　日	／20	月　　日	／20

6章　ポイント

　本章では，紙幅の関係上，コンピュータの入力やレセプトチェックで初学者が誤りやすいものを中心に取り上げる。点数算定の方法・算定条件の詳細については，診療報酬点数表やその内容を解説したテキストを参照されたい。

患者基本情報・傷病名 → 1

・初診料を算定する場合は，診療申込書に記載された内容や保険証などをしっかり確認すること。
・病名の記載はあるか。ある場合は，レセプトの診療内容と合致しているかを確認すること。
・疑い病名・一過性・急性の疾病が何カ月も転帰処理（治ゆ，中止）されていないかを確認すること。

審査支払機関の点検 → 1

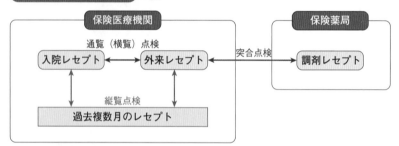

各診療項目 → 2

コード	内容	時間外等加算	年齢加算		チェックポイント
			3歳未満	6歳未満	
11	初診	○	○	○	◇診療開始日との関連，治ゆ病名の確認
12	再診	○	○	○	◇電話再診の有無
13	医学管理	×	△	△	◇算定項目と病名との関連性
14	在宅	○	△	△	◇算定項目と病名との関連性 ◇薬剤・材料の抜け漏れ
20	投薬	×	△ 処方料 処方箋料	×	◇投与日数・投与回数の数値異常の有無 ◇計算の規格・単位の確認 ・内用薬：1日〔回〕分の点数×日数〔回数〕分 ・外用薬：1処方における薬剤総量の点数×1調剤分 ◇ビタミン剤投与がある場合，病名と食事の確認

番号	名称				内容
31	皮下・筋注	×	×	×	◇手術日に手術に関連する注射の有無
32	静脈内	×	○	○	◇点滴注射の手技料のダブり・抜け漏れの有無（計算単位に注意）
33	点滴	×	○	○	◇ビタミン剤投与がある場合，病名と食事の確認
	その他	×	△	△	
40	処置	○	△	△	◇併せて算定できない処置の有無 ◇処置回数の異常 ◇手術日に手術に関連する処置の有無（ギプスは除く） ◇薬剤・材料の抜け漏れの有無
50	手術	○	○	○	◇傷病名から加算の抜け漏れの有無 ◇傷病名と手術の関連性 ◇薬剤・材料の抜け漏れの有無（ただし，外皮用殺菌剤は算定できない）
	麻酔	○	○	×	◇麻酔時間と麻酔の薬剤量の単位 ◇2つ以上の麻酔を実施の有無（閉麻と硬膜外麻酔の併施以外は原則として主たる点数のみ算定）
60	検査	△ 緊検 内視鏡	△	△	◇静脈採血が算定できない医学管理料の有無（悪性腫瘍特異物質治療管理料，特定薬剤治療管理料など） ◇検査回数の異常 ◇検査と傷病名の関連性
70	画像	△ 緊画	○	○	◇消化管撮影時の透視診断の有無 ◇撮影回数・部位の異常
90	入院	×	○	○	◇外泊日時の確認
97	食事	×	×	×	◇特別食の回数 ◇特別食の傷病名の関連性

○：全項目対象　△：一部のみ対象

　ほとんどの保険医療機関において，診療報酬の計算はコンピュータによって行われる。コンピュータ処理の場合，「正しく入力」を行えば，正しく算定される。

　誤って入力してしまう要因は，①データの読み誤りからくる単純な数字や語句の入力誤り，②診療報酬点数表の解釈の誤り，③医学的理解の不足による判断誤り——の3つに大別できる。

　診療報酬を学習すると診療報酬点数表の算定方法や解釈に重点が置かれがちであるが，コンピュータへ入力したり，出力したレセプトをチェックしたりする際には，診療の流れをつかむことも重要である。**診療報酬点数表の理解と併せて医学および薬学の知識も蓄えていただきたい。**

7章

公費負担医療制度

学習のねらい

公衆衛生の向上と経済的弱者の救済を目的として，わが国には数多くの公費負担医療制度があります。各種制度の公費負担の範囲（特に医療保険優先の考え）及び，受給申請，手続きの流れについて理解するようにしましょう。

▶▶ 1. 公費負担医療制度概論 ·····················

Q450 公費負担医療制度は,〔 A 〕の向上を図ること,〔 B 〕を救済することを目的として行われる。

A〔　　　　　　　　　　　　　〕

B〔　　　　　　　　　　　　　〕

★ **Q451** 公費負担の制度によっては,受給者証のほかに月初からの患者自己負担がいくらに達したかを管理する〔　　　〕が交付される。〔　　　　　　　　　　　　　〕

▶▶ 2. 生活保護法 ·····································

★ **Q452** 生活保護は,〔 A 〕が主体となり,生活困窮者を対象者として,その困窮度に応じて必要な〔 B 〕を行い,〔 C 〕の生活を保障し,自立できるようにすることを目的としている。

A〔　　　　　　　　　　　　　〕

B〔　　　　　　　　　　　　　〕

C〔　　　　　　　　　　　　　〕

★★ **Q453** 保護のうち,医療を対象とするものを〔　　　〕という。

〔　　　　　　　　　　　　　〕

★ **Q454** 生活保護を受けようとする者は,申請を〔　　　〕に行うのが原則である。〔　　　　　　　　　　　　　〕

★ **Q455** Xは認知症で,救急車でY病院に運ばれて入院した。しかし,判断力低下のため,預金を引き出すことができず,身寄りもなく入院費用を支払えそうにない。この場合,Y病院は入院費の支払いに関して生活保護の適用を諦めなければならない。

〔　　　◯　　or　　✕　　〕

A450 (A) 公衆衛生
(B) 経済的弱者

★「公衆衛生」とは，「地域社会の人々の健康の保持・増進を図り，疾病を予防するため，公私の保健機関や諸組織によって行われる衛生活動」をいう（大辞泉より）。

A451 自己負担上限額管理票

★主に，難病法と障害者総合支援法に係る医療給付が対象となる。患者が診療・調剤を受けた都度記載し，患者の窓口負担が上限額に達すると，超えた部分については患者から徴収せず，保険医療機関がレセプトで請求する（現物給付）。

A452 (A) 国
(B) 保護
(C) 最低限度

★生活保護法第1条を参照。生活保護の目的は，(1) 憲法第25条の規定に基づく生存権の保障と，(2) 犯罪の抑止にあるといわれている。

A453 医療扶助

★**医療扶助は現物給付が原則である**。この保護を含めて，生活保護法では8種類の保護（生活，教育，住宅，医療，出産，介護，生業，葬祭）について定めている。これらは，それぞれ併給することができる。なお，生活保護は世帯を単位として要否を判定し，その程度を決定する。

A454 福祉事務所（長）

★福祉事務所とは，高齢者福祉，生活援助や施設入所を含めた総合的な福祉施策に関する窓口である。都道府県や市には設置義務がある（町村は任意）。

A455 ✕

★生活保護法では，急迫の場合は職権で保護を開始することができる（第25条第1項）。Y病院の担当者は，福祉事務所に相談することが必要である。

Q456 生活保護は，福祉事務所長の医療扶助の決定がなされた日から適用される。〔　　○　　or　　×　　〕

★ **Q457** 生活保護法による医療が必要な場合，患者の病状の把握を主な目的として，指定医療機関の主治医に意見を求めるための書類が必要となる。この書類を〔　　　〕という。
〔　　　　　　　　　　　　　　　　　　　　　　　　〕

★★ **Q458** 生活保護法による医療を受けることが決定されると，要保護者に〔　　　〕が発行される。
〔　　　　　　　　　　　　　　　　　　　　　　　　〕

★★ **Q459** 生活保護の適用を受けても，被保険者の資格を失わないものはどれか。
①国民健康保険の被保険者
②被用者保険の被保険者
③後期高齢者医療制度の被保険者
〔　　　　　　　　　　　　　　　　　　　　　　　　〕

★ **Q460** 医療扶助を受けている生活保護受給者（被保護者）は，どの医療機関で受診してもよい。
〔　　○　　or　　×　　〕

★ **Q461** 生活保護法の患者のレセプトは国民健康保険団体連合会（国保連合会）に提出する。〔　　○　　or　　×　　〕

▶▶ 3. 感染症法 ‥‥‥‥‥‥‥‥‥‥‥‥‥‥‥‥‥‥

★ **Q462** 一類感染症や二類感染症にかかり感染症指定医療機関への入院勧告や入院措置を受けた患者の医療費を公費負担するのは〔　　　〕である。　〔　　　　　　　　　　　　　〕

A456 ×

★医療扶助の適用は「保護申請書……の提出のあった日以降において医療扶助を適用する必要があると認められた日」とされている（「生活保護法による医療扶助運営要領」）。なお，申請から保護決定の期間（原則14日以内）の間に，患者より診療費が支払われたり，患者に関する診療報酬請求を行った場合は，診療費の返還やレセプトの返戻などの手続きが生じる。

A457 医療要否意見書

★福祉事務所が主治医に意見を求めるものである。6カ月ごとに記載依頼がある。担当医は傷病名，主要症状，今後の診療見込み等を記載する。

A458 医療券

★医療券は暦月を単位として発行される。毎月，患者が申請し，更新される仕組みである。

A459 ②

★**被用者保険の場合は，被保険者資格を喪失せず，自己負担分についてのみ生活保護の適用を受ける。国民健康保険および後期高齢者医療制度の場合は，生活保護の適用を受けた日に資格を喪失する。**これらの場合，医療費の全額分が生活保護の適用を受ける。

A460 ×

★受診するときは，生活保護法による指定を受けた医療機関で通院または入院することになっている（生活保護法第49条）。なお，2014年4月1日より**指定医療機関は6年ごとに指定の更新を受ける**ことになっている。

A461 ×

★社会保険診療報酬支払基金（支払基金）に提出する（生活保護法第53条及び同法施行規則第17条第2項）。

A462 都道府県

★公費負担医療は，患者やその保護者からの申請に基づき行われる。

★ **Q463** 医療保険に加入している二類感染症患者（結核を除く）の入院医療費の公費負担はどうなるか。
①医療費の全額を公費負担する。
②医療費のうち，医療保険の保険者負担部分を除いた部分を公費負担する。
③公費負担は行われない。〔　　　　　　　　　　〕

★ **Q464** 新感染症にかかり特定感染症指定医療機関への入院勧告や入院措置を受けた場合について，医療保険に加入している患者の医療費の公費負担はどうなるか。
①医療費の全額を公費負担する。
②医療費のうち，医療保険の保険者負担部分を除いた部分を公費負担する。
③公費負担は行われない。〔　　　　　　　　　　〕

● **結核患者の公費負担**

★ **Q465** 適正医療の公費負担を受けるためには，患者またはその保護者等が，申請書に診断書および〔　A　〕カ月以内に撮影したエックス線写真を添えて，患者の住所地を管轄する〔　B　〕を経由して都道府県知事に提出する。
A〔　　　　　　　　　　〕
B〔　　　　　　　　　　〕

★★ **Q466** 一般の結核患者（適正医療）の患者負担は〔　　　〕の割合で負担する。〔　　　　　　　　　　〕

★ **Q467** 都道府県知事（保健所）が，患者を結核療養所等に入所させた場合（命令入所），医療費の自己負担分が公費負担となる。〔　　○　or　×　　〕

A463 ②

★ p.200 を参照のこと。

A464 ①

★なお，患者や扶養義務者に一定の費用負担の能力があるときは，その限度において公費負担はなされない。

A465 (A)3
(B)保健所

★承認されると 6 カ月を超えない期間で，公費負担が行われる。受診の際は指定医療機関に患者票を提示する必要がある。

A466 結核に関する医療費の100分の5

★結核患者に対する公費負担は，結核に関する医療費の 100 分の 95 である。**結核以外の医療を受ける場合は，医療保険でのみ給付されるので，通常と同様の自己負担となる。**

A467 ○

★ただし，所得税額の合算額（年額）が 147 万円を超える場合は，2 万円の自己負担となる。

7章

公費負担医療制度

★★ Q468 結核の場合，医療保険に加入している一般患者の医療費の公費負担はどうなるか。
①医療費のうち，患者負担部分を除いた額の全額を公費負担する。
②医療費のうち，医療保険の保険者負担部分と患者負担部分を除いた部分を公費負担する。
③公費負担は行われない。〔　　　　　　　　　　〕

★ Q469 インフルエンザ（第五類感染症）にり患して入院した場合の公費負担はどうなるか。
①医療費のうち，患者負担部分を除いた額の全額を公費負担する。
②医療費のうち，医療保険の保険者負担部分を除いた部分を公費負担する。
③公費負担は行われない。〔　　　　　　　　　　〕

▶▶ 4. 精神保健福祉法

★ Q470 精神科病院の入院形態について，正しい組合せはどれか。
①任意入院：本人の同意が必要
②医療保護入院：本人の同意が必要
③応急入院：家族の同意が必要
〔　　　　　　　　　　〕

★★ Q471 精神疾患により自傷・他害のおそれのある患者を，複数の指定医（精神科医）の判定によって強制的に病院に入院させることを〔　　　〕という。
〔　　　　　　　　　　〕

★ Q472 精神科医の判定に基づき，入院治療が必要な精神障害者を強制的に入院させる権限を有するのは〔　　　〕である。
〔　　　　　　　　　　〕

A468 ②

★ p.200 を参照のこと。

A469 ③

★公費負担が行われるのは，新感染症・指定感染症および一類・二類・新型インフルエンザ等感染症などである。三類〜五類は医療保険のみが適用される。

A470 ①

★設問の入院形態の特徴は以下のようにまとめられる。いずれの入院形態も公費負担医療の対象とはならない。

入院形態	入院条件			備考
	患者の同意	指定医の診察	本人以外の意思	
任意入院	必要	必要なし	書面による本人の意思確認	・本人の申し出で退院可 ・指定医が72時間以内の退院制限をつけることができる
医療保護入院	得られない	1人	家族等の同意あり	入院後，退院後ともに10日以内に知事に届出
応急入院			入院の依頼はあるが，家族の同意が得られない	・入院期間は72時間以内 ・入院後ただちに知事に届出 ・知事指定の病院

A471 措置入院

★2名の精神保健指定医の診察が一致することが必要である。

A472 都道府県知事

★精神保健福祉法第29条の規定による。

★ | Q473 | 精神保健福祉法に基づく強制入院に関する公費負担はどうなるか。
①医療費の全額を公費負担する。
②医療費のうち，医療保険の保険者負担部分を除いた部分を公費負担する。　〔　　　　　　　　　　　　〕

▶▶ 5. 障害者総合支援法 ·······························

| Q474 | 障害者総合支援法で定める障害福祉サービスには，在宅・通所・入所施設でのサービスなど，利用者へ個別給付される〔　　　　〕と，相談支援等の地域生活支援事業に大別できる。

〔　　　　　　　　　　　　　　　　　〕

★★ | Q475 | 身体に障がいのある児童またはそのまま放置すると将来障害を残すと認められる疾患がある児童（18歳未満）で，確実な治療効果が期待できる者が，指定医療機関において給付が受けられるものを〔　　　〕という。

〔　　　　　　　　　　　　　　　　　〕

★★ | Q476 | 身体上障がいのある18歳以上の者に対し，障がいを軽くしたり，回復させる手術を行うなど，指定医療機関でのみ受けられる特別の医療を〔　　　〕という。

〔　　　　　　　　　　　　　　　　　〕

★ | Q477 | 継続的に入院によらない精神医療（通院医療）を受ける患者が，公費によって医療費の補助を受けることができるものを〔　　　〕という。　〔　　　　　　　　　　　〕

★★ | Q478 | 障害者総合支援法による公費負担を受けるには，〔　　　〕に申請しなければならない。

〔　　　　　　　　　　　　　　　　　〕

A473 ②

★なお，患者に負担能力がある場合は2万円を限度として自己負担がある。

A474 自立支援給付

★自立支援給付には，介護給付・訓練等給付・自立支援医療費・補装具費などがある。

A475 育成医療

★児童福祉法により行われていた給付だが，2006年4月の障害者自立支援法（現・障害者総合支援法）の施行に伴い，同法のなかの給付として位置付けられた。

A476 更生医療

★更生医療を受けるためには，都道府県知事が交付する**身体障害者手帳**が必要となる。

A477 精神通院医療

★**入院の場合（措置入院・緊急措置入院）は，精神保健福祉法の対象となる。**

A478 市町村

★自立支援医療費のうち，**育成医療および更生医療**は，身体障害者更生相談所の意見・判定を踏まえたうえで，**市町村が支給認定を行う**。**精神通院医療**については，**都道府県が支給認定を行う**が，申請者の便宜を図るために，育成医療，更生医療と申請手続きを同様にしている。

★★ **Q479** 障害者総合支援法では，患者は原則として費用の〔　　　〕を負担する。　　　　　　　〔　　　　　　　　　　　　　〕

★ **Q480** 医療保険に加入している患者の医療費の，障害者総合支援法による公費負担はどうなるか。
①医療費のうち，患者負担部分を除いた額の全額を公費負担する。
②医療費のうち，医療保険の保険者負担部分と患者負担部分を除いた部分を公費負担する。
③公費負担は行われない。〔　　　　　　　　　　　　　　〕

★ **Q481** 障害者総合支援法による医療機関の指定は〔　　　〕が行う。　　　　　　　　　　〔　　　　　　　　　　　　　〕

▶▶ 6. その他の公費負担医療制度 ················

★ **Q482** 難病法における指定難病の治療を受けている患者が，申請を行う際に添付する文書は〔　　　〕である。
〔　　　　　　　　　　　　　　　　　　　〕

★ **Q483** 指定難病の治療薬が公費負担となる場合，患者自己負担は〔　　　〕割となる。　　〔　　　　　　　　　　　　　〕

Q484 難病のうち，スモン，重症急性膵炎，劇症肝炎については，原則として患者負担はない。
〔　　　○　　　or　　　×　　　〕

★ **Q485** 児童福祉法は，原則として〔　　　〕歳未満の児童の福祉を保障する法律である。　〔　　　　　　　　　　　　　〕

★★ **Q486** 児童福祉法において，結核にり患した入院児童に対する給付を〔　　　〕という。　〔　　　　　　　　　　　　　〕

A479 1割

★なお，所得に応じて上限月額が定められている。窓口に受給者証と自己負担上限額管理票が提出される。受給者証には月額の自己負担上限額が記載されるので，確認することが大切である。

A480 ②

★p.200 参照のこと。

A481 都道府県知事

★都道府県は，自立支援医療の種類（更生医療，育成医療等）ごとに指定する。指定は6年ごとに更新する。

A482 臨床調査個人票

★難病指定医が記載してから3カ月以内のものを都道府県知事に提出する必要がある。難病と認定されると，「**指定難病医療受給者証**」が交付される。

A483 2割

★自己負担割合は2割だが，上限額が定められている。窓口に受給者証と自己負担上限額管理票が提出される。受給者証には月額の自己負担上限額が記載されるので，確認することが大切である。医療費から医療保険の保険者負担および患者の自己負担額を除いた額が公費負担となる。

A484 ○

★これらは特定疾患治療研究事業の対象である。指定難病に比べ，治療がきわめて困難で，医療費も高額であることから，指定難病とは別に患者の負担軽減を目的として設定されている。

A485 18歳

★なお，法では児童をさらに1歳未満の「乳児」，1歳以上の者から小学校就学の始期に達するまでの者を「幼児」，小学校就学の始期から18歳未満の者を「少年」に分けている。

A486 療育の給付

★申請は，児童の保護者が申請書のほかに医師作成の療育意見書，世帯や所得の状況を示す書類を添付して，管轄する保健所長に対して行う。

7章 公費負担医療制度

★ **Q487** Q486 において，患者自己負担はどうなるか。
①医療費の全額を公費負担する。
②医療費のうち，医療保険の保険者負担部分を除いた部分
を公費負担する。〔　　　　　　　　　　　　　〕

★ **Q488** 妊娠した者は速やかに〔　A　〕に届出を行う必要がある。届出を受けた機関は，妊娠した者に〔　B　〕を交付する。
A〔　　　　　　　　　　　　　〕
B〔　　　　　　　　　　　　　〕

★★ **Q489** 母子保健法において，未熟児を指定養育医療機関に入院させ，必要な医療給付を行うものを〔　　　〕という。
〔　　　　　　　　　　　　　〕

★ **Q490** Q489 の給付において，公費負担はどうなるか。
①医療費の全額を公費負担する。
②医療費のうち，医療保険の保険者負担部分を除いた部分
を公費負担する。〔　　　　　　　　　　　　　〕

Q491 軍人軍属であった患者の医療費は，いかなる場合においても全額公費で負担される。〔　　○　or　×　　〕

★ **Q492** 被爆者健康手帳の交付を受けた人が，いわゆる原爆症について治療を行われた場合の医療費は，全額公費で負担される。〔　　○　or　×　　〕

★ **Q493** 公害健康被害補償法上，患者医療費の負担はどうなるか。
①医療費の全額を公費負担する。
②医療費のうち，医療保険の保険者負担部分を除いた部分
を公費負担する。〔　　　　　　　　　　　　　〕

★ **Q494** 患者が石綿健康被害医療手帳を提示して医療を受けた場合，指定疾病の治療については，患者の自己負担分について徴収しない。〔　　○　or　×　　〕

A487 ②

★なお，患者に負担能力がある場合は2万円を限度として自己負担がある。

A488 〔A〕市町村長 〔B〕母子健康手帳

★**母子健康手帳**は，妊産婦・乳幼児の健康を継続的に記録して管理するための手帳である。

A489 養育医療

★申請は申請書に医療意見書や低体重児出生届ならびに世帯や所得の状況を示す書類を添えて保健所に対して行う。

A490 ②

★養育医療は指定医療機関において行われる。公費負担割合は20％で，残り80％は医療保険の保険者が負担する。

A491 ×

★全額公費で負担されるのは公務上の傷病に限られる。患者は医療機関に戦傷病者手帳と療養券を提出する必要がある。公務上の傷病と因果関係のない傷病は，通常の医療保険の適用となる。

A492 ○

★原爆症として認定される疾患としては，再生不良貧血や白血病，肺癌・甲状腺がん・皮膚がんなどの悪性新生物，肝機能障害，原爆白内障，熱傷瘢痕などがあげられる。これら以外の疾病については，医療費のうち，医療保険の保険者負担部分を除いたものが公費負担される。

A493 ①

★公害健康被害補償法は，大気汚染や水質汚濁で被害を受けた者に対する損害を補償するなどして，被害者の迅速かつ公正な保護を図るものである。

A494 ○

★指定疾病とは中皮腫，気管支又は肺の悪性新生物（肺がん・気管支がん），著しい呼吸機能障害を伴う石綿肺，著しい呼吸機能障害を伴うびまん性胸膜肥厚，をいう。医療保険が優先し，患者の自己負担金について医療費の給付が行われる。

★ **Q495** 生活保護受給者（医療保険加入なし，本人支払額なし）の患者が，内科と精神科（すべてが精神通院医療対象）を受診した場合の医療費の内訳として，〔 A 〕〜〔 C 〕に当てはまるものは，①〜③のうちどれか。

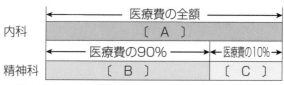

① 患者の自己負担
② 精神通院医療の費用
③ 医療扶助の費用

A〔　　　　　〕 B〔　　　　　〕 C〔　　　　　〕

★ **Q496** A市にある医療機関に，医療保険の自己負担分を公費負担するB市発行の医療費受給者証を持った患者がやってきた。この場合，医療機関は必ず公費負担の取扱いをしなければならない。　　〔　○　or　×　〕

A495　〔A〕③
　　　　〔B〕②
　　　　〔C〕③

★生活保護の状況から，患者に自己負担はない。
内科は，全額公費負担（生活扶助）となる。
精神科については，生活扶助と精神通院医療の2
つの公費が対象となる。この場合，精神通院医療
が優先適用になり，医療費の9割を負担する。残
りの1割について生活扶助の適用となる。

A496　×

★A市の医療機関とB市が契約関係にある場合を
除き，医療機関は公費負担の取扱いをしなくて
もよい。この場合，患者に通常の医療保険の一
部負担金を支払ってもらい，医療費を返金する
よう患者にB市へ申請してもらう。

■結果の記録

	1回目	正解数	2回目	正解数	3回目	正解数
1. 公費負担医療制度概論	月　日	／2	月　日	／2	月　日	／2
2. 生活保護法	月　日	／10	月　日	／10	月　日	／10
3. 感染症法	月　日	／8	月　日	／8	月　日	／8
4. 精神保健福祉法	月　日	／4	月　日	／4	月　日	／4
5. 障害者総合支援法	月　日	／8	月　日	／8	月　日	／8
6. その他の公費負担医療制度	月　日	／15	月　日	／15	月　日	／15

ることができます。

　検査結果をもとに企業が職場改善をすることも重要ですが，働く人自
身が心の不調の予防を心がけることも大切です。ストレス状態に気づく
ことは予防の第一歩です。ストレス状態をやわらげるには，リラックス
できる状態を作ることや，一人で抱え込まず周囲の助けを求めることな
どが必要です。

　いきいきとした職業生活を送るには，技術を身につけるだけでなく，
心身ともに健康な状態で過ごせるような状態でいることも大切です。

公費負担医療制度とは →**1**

公費（税金）で対象患者の自己負担部分の全部または一部を負担すること。
- ●目的─公衆衛生の向上，社会的弱者の保護
- ●制度によって指定医療機関制度を採用しているものもある。
- ●国の制度のほか，各地方自治体による公費負担も行われている。
- ●受付では各種受給者証，自己負担管理票の確認が必要。
→患者負担が必要なケースや，自己負担限度額が記載。

公費負担のパターン →**1**

	医療費		
①全額公費	公費負担		
②医療保険優先 （患者負担分全額公費）	医療保険の保険者負担	公費負担	
③医療保険優先 （一部患者負担あり）	医療保険の保険者負担	公費負担	患者負担

レセプトの提出先 →**1**

- ●公費単独，社保と公費の併用　→支払基金（社会保険診療報酬支払基金）
- ●国保・後期高齢者医療制度と公費の併用
  →国保連合会（国民健康保険団体連合会）

重要な公費負担医療制度 →**2**〜**5**

●生活保護法
【制度の目的】
憲法第25条の生存権の規定に基づき，生活するのに困難な者に対して，国がその程度に応じた保護を行い，最低限度の生活を保障するとともに，その自立を助長する
【生活保護の種類】
生活扶助，教育扶助，住宅扶助，医療扶助，出産扶助，生業扶助，葬祭扶助，介護扶助（公費負担医療制度にかかわるのは医療扶助のみ）

【医療扶助の実施について】

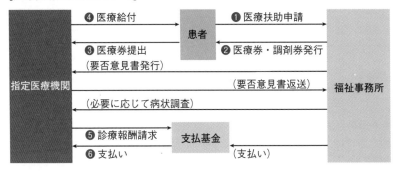

●感染症法（結核）
【申請手続きの流れ】

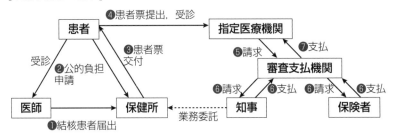

【医療費の負担】
初診料，再診料，医学管理等については，公費負担医療の対象外

●精神保健福祉法
・**措置入院のみ**公費負担医療の対象
　※措置入院
　　自傷他害の恐れがある場合に，知事が強制的に指定病院に入院させること

●障害者総合支援法
・自立支援医療
　18歳以上の身体障がい者（**更生医療**），18歳未満の身体障がい児（**育成医療**），通院可能な精神障がい者（**精神通院医療**）の3つが対象。

●難病法
　2015年1月1日施行。2024年4月1日現在341疾患が対象。難病指定医へ受診→**臨床調査個人票**の作成。指定されると「**指定難病医療受給者証**」の交付

主な公費負担医療制度 公費負担医療のパターンは p.198 を参照のこと。

根拠法	給付内容	法別番号	受給資格者証	取扱機関	公費負担のパターン	備考
感染症法	適正医療	10	患者票	保健所	③患者5%	結核患者
	命令入所	11	決定通知書	保健所	②*	隔離を要する結核患者
	感染症入院	28	決定通知書	保健所	②*	結核を除く**一類，二類感染症**
	新感染症	29	決定通知書	保健所	①*	現在対象なし
生活保護法	医療扶助	12	医療券調剤券	福祉事務所	①，②(②は社保の場合)*	**適用となると国民健康保険，後期高齢者医療の被保険者資格を喪失**
戦傷病者特別援護法	療養の給付	13	療養券	都道府県	①	戦傷病とその併発症のみ①，その他は医療保険適用
	更生医療の給付	14	更生医療券	福祉事務所	①	戦傷病の後遺症(肢体不自由等)
被爆者援護法	認定疾病医療	18	被爆者健康手帳	都道府県広島市長崎市	①	原爆と因果関係のある認定疾病
	一般疾病医療	19			②	認定疾病以外の一般疾病
精神保健福祉法	措置入院	20	患者票収容依頼書	市町村	②*	知事より措置命令を受けた者
障害者総合支援法	精神通院医療	21	受給者証	市町村	③患者10%(上限あり)	精神障害者
	更生医療	15				障害者手帳を有する 18 歳以上の患者
	育成医療	16				18 歳未満の児童
麻薬及び向精神薬取締法	入院措置	22		都道府県	②*	知事より入院措置命令を受けた者
母子保健法	養育医療	23	養育医療券	市町村	②*	未熟児
特定疾患治療研究事業	治療研究	51	受給者証	保健所市町村	②	スモン，プリオン病等の患者
難病法	特定医療費	54	受給者証	都道府県	③患者20%(上限あり)	指定難病
児童福祉法	小児慢性特定疾病医療支援	52	受給者証	都道府県政令指定都市中核市	③患者20%(上限あり)	小児慢性特定疾病
	療育の給付	17	療育券	都道府県	②*	結核の 18 歳未満の入院患者

*患者の所得，保護者の負担能力に応じ，自己負担が生ずることもある。

8章

保険者番号

1 医療保険の保険者番号
2 公費負担医療の保険者番号

学習のねらい

　この章の内容は，医療事務の検定試験では必ずといってよいほど出題される分野です。番号の構成を理解し，特に法別番号と医療保険制度・公費負担医療制度のつながりを意識するようにしましょう。

▶▶ 1. 医療保険の保険者番号 ·····················

★★ Q497

以下の図は社会保険（被用者保険）保険者番号の構成である。A〜D は何を示しているか。

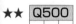

A 〔   〕
B 〔   〕
C 〔   〕
D 〔   〕

★★ Q498

①〜③の医療保険制度と法別番号の組み合わせのうち，誤っているものはどれか。
①全国健康保険協会管掌健康保険（協会けんぽ）…01
②船員保険………………………………………………02
③日雇特例被保険者（特別療養費）…………………03
〔   〕

★★ Q499

組合管掌健康保険の法別番号は〔   〕である。
〔   〕

★★ Q500

①〜③の者が加入する医療保険と法別番号の組み合わせのうち，誤っているものはどれか。
①自衛官………………31
②自衛官の扶養家族…31
③国家公務員…………31 〔   〕

★★ Q501

①〜③の者が加入する医療保険と法別番号の組み合わせのうち，誤っているものはどれか。
①地方公務員…………32
②県警の警察官………32
③公立学校の教職員…34 〔   〕

A497 (A)法別番号
(B)都道府県番号
(C)保険者別番号
(D)検証番号

★法別番号は医療保険制度の区分ごとに定められている。都道府県番号は，保険者の所在地の都道府県ごとに定められている。検証番号は特定の計算式により導き出される。

A498 ③

★日雇特例被保険者の法別番号は，「03」と「04」の2つあり，「03」は一般療養の被保険者を指し，「04」は特別療養費の患者を指す。一般療養の適用を受けるには2カ月で26日以上の保険料の納付が必要である。この保険料の納付期間を満たすまでは，日雇労働者が保険者に申請することにより，「特別療養費」の対象として保険診療を受けることができる。

A499 06

★同じ健康保険でも，協会けんぽとは異なる。

A500 ①

★自衛官の法別番号は「07」である。自衛官（防衛大学校の学生を含む）は国家公務員であるが，防衛省職員給与法の規定により保険給付が行われる。**自衛官の扶養家族**ならびに国家公務員および日本郵政の職員については，**共済組合から保険給付**が行われる。この**法別番号**は「31」である。

A501 ②

★警察官の加入する医療保険制度は「警察共済組合」であり，その法別番号は「33」である。なお，都道府県警察に勤務する警察官はほとんどが地方公務員であるが，警視正より上位の階級の者は国家公務員（警察法第56条第1項）となる。
公立学校の教職員（教育委員会の職員も含む）は地方公務員であるが，加入する医療保険制度は「公立学校共済組合」であり，その法別番号は「34」である。

★★ **Q502** 民間の学習塾の教職員が加入する医療保険の法別番号は「34」である。　　　〔　　○　　or　　×　　〕

★★ **Q503** 後期高齢者医療制度の法別番号は〔　　　〕である。

〔　　　　　　　　　　　　　　　　　　〕

★★ **Q504** 特定健康保険組合の法別番号は〔　　　〕である。

〔　　　　　　　　　　　　　　　　　　〕

★★ **Q505** 国民健康保険の保険者番号には法別番号がない。

〔　　○　　or　　×　　〕

▶▶ 2. 公費負担医療の保険者番号 ………………

★ **Q506** 結核の適正医療の法別番号は〔　　　〕である。

〔　　　　　　　　　　　　　　　　　　〕

★★ **Q507** 次の（A）〜（C）の障害者総合支援法の自立支援給付の法別番号は①〜③のうちどれにあたるか。

（A）精神通院医療　　（B）更生医療　　（C）育成医療

①　15　　②　16　　③　21

〔　（A）　　　（B）　　　（C）　　〕

A502 ✕

★法別番号「34」の医療保険は「公立学校共済組合」または「日本私立学校振興・共済事業団」が保険者の場合に限る。民間の学習塾は個人経営か株式会社の経営であるため,「私立学校」には該当しない。

A503 39

★制度については,p.146 を参照のこと。

A504 63

★特定健康保険組合とは,厚生労働大臣の認可を受け,退職者医療給付を実施する健康保険組合をいう。被保険者は 75 歳の誕生日前日まで加入できる。

A505 ○

★保険者番号の構成は以下のとおりである。

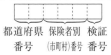

都道府県　保険者別　検証
番号　　（市町村）番号　番号

被用者保険のような法別番号は存在しない。なお,保険者別番号が 300 番台であるものは,国民健康保険組合のものとなっている。

A506 10

★制度については,Q466（p.186）を参照のこと。患者票の公費負担者番号の最初の 2 桁に記入されている。公費負担者番号のほか,患者票には,交付した保健所の名称,患者の医療保険の情報,有効期間,医療の種類などが記載されている。

A507 (A)③
(B)①
(C)②

★これらの法別番号は,それぞれの自立支援医療の受給者証の公費負担者番号の最初の 2 桁に記入されている。患者が受診するときは,指定医療機関において受給者証を提示することが必要である。受給者証には,公費負担の対象となる医療（育成医療,更生医療のみ）や月額上限額が記載されているので,確認が必要である。

8章 保険者番号

★★ **Q508** 母子保健法の養育医療の法別番号は〔　　　〕である。
〔　　　　　　　　　　　　　　　　　　　〕

★ **Q509** 難病法の指定難病の法別番号は〔　　　〕である。
〔　　　　　　　　　　　　　　　　　　　〕

★★ **Q510** 生活保護法の医療扶助の法別番号は〔　　　〕である。
〔　　　　　　　　　　　　　　　　　　　〕

もう少し！

A508 23

★制度については，Q489（p.194）を参照のこと。養育医療券の公費負担者番号の最初の2桁に記入されている。公費負担者番号のほか，養育医療券には診療予定期間や有効期間が書かれている。

A509 54

★制度については，Q482以下（p.192以下）を参照のこと。特定医療費（指定難病）受給者証の公費負担者番号の最初の2桁に記入されている。
自己負担上限額が書かれているため，併せて確認が必要である。
なお，難病のうち，スモン，重症急性膵炎，劇症肝炎については特定疾患治療研究事業の対象であり，法別番号は「54」となる。

A510 12

★制度については，Q453（p.182）を参照のこと。医療券の公費負担者番号の最初の2桁に記入されている。備考に本人支払額，社会保険の加入状況，結核の公費負担の受給状況が記載されているので，あわせて確認しておく必要がある。

■結果の記録

	1回目	正解数	2回目	正解数	3回目	正解数
1. 医療保険の保険者番号	月　日	／9	月　日	／9	月　日	／9
2. 公費負担医療の保険者番号	月　日	／5	月　日	／5	月　日	／5

保険者番号 ➡ 🛙

保険者番号は，以下の4つの要素により8桁または6桁で構成されている。

	法別番号	都道府県番号	保険者別(市町村)番号	検証番号	
被用者保険・後期高齢者医療等	2桁	2桁	3桁	1桁	計8桁
国民健康保険	×	2桁	3桁	1桁	計6桁

●**法別番号**：各医療保険制度によって異なる。国民健康保険には存在しない。

制度	法別番号	制度	法別番号
全国健康保険協会管掌健康保険（日雇除く）	01	警察共済組合	33
船員保険	02	公立学校共済組合，日本私立学校振興・共済事業団	34
日雇特例被保険者（一般療養）	03	特定健康保険組合	63
日雇特例被保険者（特別療養費）	04	国家公務員特定共済組合	72
組合管掌健康保険	06	地方公務員等特定共済組合	73
自衛官等の療養の給付	07	警察特定共済組合	74
後期高齢者医療制度	39	公立学校特定共済組合，日本私立学校振興・共済事業団	75
国家公務員共済組合・日本郵政の職員	31	国民健康保険法による退職者医療	67
地方公務員等共済組合	32		

●**都道府県番号**

都道府県番号	都道府県名	都道府県番号	都道府県名	都道府県番号	都道府県名
01 又は 51	北海道	17 又は 67	石川県	33 又は 83	岡山県
02 又は 52	青森県	18 又は 68	福井県	34 又は 84	広島県
03 又は 53	岩手県	19 又は 69	山梨県	35 又は 85	山口県
04 又は 54	宮城県	20 又は 70	長野県	36 又は 86	徳島県
05 又は 55	秋田県	21 又は 71	岐阜県	37 又は 87	香川県
06 又は 56	山形県	22 又は 72	静岡県	38 又は 88	愛媛県
07 又は 57	福島県	23 又は 73	愛知県	39 又は 89	高知県
08 又は 58	茨城県	24 又は 74	三重県	40 又は 90	福岡県
09 又は 59	栃木県	25 又は 75	滋賀県	41 又は 91	佐賀県
10 又は 60	群馬県	26 又は 76	京都府	42 又は 92	長崎県
11 又は 61	埼玉県	27 又は 77	大阪府	43 又は 93	熊本県
12 又は 62	千葉県	28 又は 78	兵庫県	44 又は 94	大分県
13 又は 63	東京都	29 又は 79	奈良県	45 又は 95	宮崎県
14 又は 64	神奈川県	30 又は 80	和歌山県	46 又は 96	鹿児島県
15 又は 65	新潟県	31 又は 81	鳥取県	47 又は 97	沖縄県
16 又は 66	富山県	32 又は 82	島根県		

●**検証番号**：以下の手順で算出する。

⑴　法別番号，都道府県番号および保険者別番号の各数に末尾の桁を起点として順次2と1を乗じる。

⑵　⑴で算出した積の和を求める。ただし，積が2桁となる場合は，1桁目と2桁目の数字の和とする。

⑶　10と⑵で算出した数字の下1桁の数との差を求める。これを検証番号とする。ただし，1の位の数が0のときは検証番号を0とする。

（例）

法別番号　都道府県番号　保険者（市町村）別番号

0	6	1	3	0	4	⑧	←起点
×	×	×	×	×	×	×	
2	1	2	1	2	1	2	......................⑴

0＋6　＋2　＋3　＋0　＋4＋(1＋6)＝22 ⋯⋯⋯⑵

10－2＝⑧➡検証番号 ⋯⋯⋯⋯⋯⑶

公費負担者番号 ➡②

　公費負担医療の保険者番号は，以下の4つの要素により8桁で構成されている。法別番号は以下のとおりで，それ以外は前記と同様である。

	法別番号	都道府県番号	実施機関番号	検証番号	
公費負担者番号	2桁	2桁	3桁	1桁	計8桁

●**法別番号**

根拠法	制度	法別番号	根拠法	制度	法別番号
感染症法	結核入院医療	11	生活保護法	医療扶助	12
	結核の適正医療	10	精神保健福祉法	措置入院	20
	一類感染症等	28	戦傷病者特別援護法	療養の給付	13
	新感染症	29		更生医療	14
児童福祉法	療育の給付	17	原爆被爆者援護法	認定疾病医療	18
	小児慢性特定疾患	52		一般疾病医療	19
	児童福祉施設措置医療	53	母子保健法	養育医療	23
	障害児入所医療など	79	麻薬及び向精神薬取締法	入院措置	22
障害者総合支援法	更生医療	15	中国残留邦人自立支援法	医療支援給付	25
	育成医療	16	石綿被害救済法	医療費の支給	66
	精神通院医療	21	難病法	指定難病	54
	療養介護医療	24	―	肝炎治療特別促進事業	38
心神喪失者医療観察法	医療の給付	30	―	特定疾患治療研究事業等	51

9章

医療保障制度の周辺

1 労働者災害補償保険
2 交通事故と医療
3 障害年金の給付

学習のねらい

この章では、医療保障制度の周辺にある制度について学びます。労災保険、自賠責保険、労働者安全衛生、障害者年金と多岐にわたりますが、それぞれの給付の内容、条件について理解するようにしましょう。

▶▶ 1. 労働者災害補償保険 ·······················

★ Q511 労災保険制度の保険者は国である。
〔　　○　　or　　×　　〕

保険給付の対象と条件

★ Q512 労働者災害補償保険（労災保険）は，〔　A　〕上の災害
や〔　B　〕途上に交通事故などの災害に遭った場合に，
保険給付を行う。　　A〔　　　　　　　　　　　　〕
B〔　　　　　　　　　　　　〕

★ Q513 以下のうち，原則として労災保険の適用を受けないものは
どれか。
①パートタイマー
②外国人労働者
③個人事業主　　　　　　〔　　　　　　　　　　　　　〕

★ Q514 国家公務員や地方公務員は労災保険制度の適用を受けな
い。　　　　　　　　　　〔　　○　　or　　×　　〕

★ Q515 業務と傷病との間に相当因果関係（業務起因性）さえあれ
ば，業務災害が認められる。
〔　　○　　or　　×　　〕

★ Q516 「通勤」とは，労働者が就業に関し，住居と就業の場所と
の間を，合理的な経路および方法により往復することをい
い，業務の性質を有するものは除かれる。
〔　　○　　or　　×　　〕

A511 ○

★制度全体の管理運営は厚生労働省が行い，その地方部局である都道府県労働局や労働基準監督署が保険料の徴収や給付の手続きを行う。**事業主が納入する保険料を主な財源として運営している。**

A512 (A) 業務
　　　(B) 通勤

★労働者災害補償保険法第1条の規定による。
保険給付の内容には以下のようなものがある。
・労働者の負傷・疾病に関すること
・労働者の障害に関すること
・労働者が死亡したときに遺族に対して補償すること

A513 ③

★労災保険の適用を受けるのは，原則として「労働者」である。「労働者」とは，「事業や事務所で使用され，かつ，賃金を支払われている者」をいう。労働時間や国籍は問わない。
個人事業主や会社の代表取締役のように従業員を使用する立場の者は，労働者とは言えないので，労災保険の適用を受けないのが原則である。しかし，一定の規模に満たない事業所の事業主や個人事業主であっても，条件を満たせば労災保険の加入が認められる。これを「**特別加入制度**」という。

A514 ○

★公務員については国家公務員，地方公務員の災害補償制度の適用を受ける（労働者災害補償保険法第3条第2項）。

A515 ×

★業務災害として認められるには，設問の条件に加えて労働者が事業主の支配下にあること（業務遂行性）が必要である。例えば，自由参加の会社の忘年会終了後に負傷した場合は，業務遂行性が認められず，業務災害とはならない。

A516 ○

★例えば，通常の順路から外れた場合や私的行為においては，業務遂行性が中断しているとみなされる（Q517参照）。

★ **Q517** 労働者が，当該往復の経路を逸脱し，または中断した場合には，当該逸脱または中断の間およびその後の往復は，通勤には含まれない。 〔 ○ or × 〕

Q518 次のうち，必ずしも労災保険の給付を受けられるわけではないものはどれか。
①会社で発生した事故の責任を問われたことに起因する精神疾患。
②業務災害による左腕切断で障害補償給付を受けている者に対する義肢装着のため切断部位の再手術。
③業務上の傷病の症状固定後における再発防止や後遺障害に伴う疾病予防などの健康管理措置。
〔　　　　　　　　　　　　　　　　　　〕

保険給付の内容

★ **Q519** 労働者が業務（通勤）災害によって負傷・疾病し，療養する場合に支給される保険給付を〔　　　〕という。
〔　　　　　　　　　　　　　　　　　　〕

★ **Q520** 業務災害の医療を受ける場合において，指定医療機関では，被災労働者から提出された書類を国民健康保険団体連合会または社会保険診療報酬支払基金に提出する。
〔 ○ or × 〕

★ **Q521** 指定医療機関で医療を受ける場合，医療機関の窓口では，原則として患者（被災労働者）から費用の徴収を行う。
〔 ○ or × 〕

★ **Q522** 労災指定医療機関である保険医療機関が，労災診療費を請求していたが，労働基準監督署より不支給の通知を受けた。この場合，医療機関では健康保険等に切り替えて診療費の請求をすることができない。
〔 ○ or × 〕

A517 ○

★「**逸脱**」とは，通勤途中に業務または通勤とは関係のない目的で，合理的経路を外れることをいう。「**中断**」とは，通勤経路上において通勤とは関係のない行為をすることをいう。ただし，日常生活上必要な行為であって省令で定めるものをやむを得ない事由により行うための最小限度のものである場合は，合理的な経路に復した後は通勤とされる。

A518 ①

★①は，事故の内容の軽重と事後処理の有無により，心理的負荷が重いと判断されない場合は，業務災害として認められない。
②は，「**外科後処置**」といい，障害によって喪失した労働能力を回復し，または醜状を軽減し得る可能性がある場合に給付される。
③の措置のことを，「**アフターケア**」といい，せき髄損傷，尿路系障害，慢性肝炎など，20 の疾病が対象となる。

A519 療養(補償)給付

★通勤災害による場合は，「**補償**」という文字が入らない（ほかの給付も同様）。

A520 ×

★最終的に労働基準監督署（長）に提出する。

A521 ×

★医療機関がレセプトを作成して全額を請求する。ただし，被災労働者が入院して私病に基づく特別食を提供された場合は，被災労働者からその特別食分を徴収する。

A522 ×

★この場合，患者や事業主に医療費の請求を行うことが可能である。このとき，医療保険として扱うことができ，その場合，新たにレセプトを作成することになる。また，医療保険で診療報酬を請求する場合，労災診療報酬と比較して減収となるため，別途労災診療補償保険金を請求することがある。

★ **Q523** 労働者が業務（通勤）上の負傷・疾病により療養を要し，その療養のため労働することができず，賃金を受けることができないときに支給される保険給付を〔　　　〕という。

〔　　　　　　　　　　　　　　〕

★★ **Q524** 労災指定医療機関が被災労働者から受け取るべき書類で誤っているものは①〜③のうちどれか。
①療養（補償）給付…様式第 5 号または様式第 16 号の 3
②障害（補償）給付…様式第 7 号または様式第 16 号の 5 (1)
③休業（補償）給付…様式第 8 号または様式第 16 号の 6

〔　　　　　　　　　　　　〕

Q525 労働者が業務上の負傷・疾病により療養し，療養開始後 1 年 6 カ月経過した日以後において，傷病が治っておらず，厚生労働省令で定める一定の傷病に該当する場合に支給される保険給付を傷病（補償）年金という。

〔　　○　　or　　×　　〕

★ **Q526** 業務（通勤）上の傷病が治癒したあと，障害が残ったときに支給される保険給付のことを〔　　　〕という。

〔　　　　　　　　　　　　　　〕

▶▶ 2. 交通事故と医療 ·······························

★★ **Q527** 業務外の交通事故では，医療保険による診療を受けることができない。　　　〔　　○　　or　　×　　〕

Q528 自賠責保険（強制保険）の補償額は以下のとおりである。
・死亡事故の場合：合計〔　A　〕万円まで
・傷害事故の場合：合計〔　B　〕万円まで
・後遺症が残る場合：傷害事故の限度額の程度に応じて，4000 万円から 75 万円まで

〔A：　　　　　　　　　B：　　　　　　　〕

A523 休業（補償）給付 　★休業1日につき給付基礎日額の60％が支給される。休業を開始してから4日目から支給される。それまでの3日間は待期期間といい，保険給付を受けることはできない。この期間は事業者が休業補償を行わなければならない（通勤災害時を除く）。

A524 ② 　★障害（補償）給付は「様式第10号または様式第16号の7」である。様式第7号または様式第16号の5（1）は，療養の費用の請求書であり，指定医療機関でない医療機関において被災労働者が受診した場合に用いる。

A525 ○ 　★傷病等級に応じて，給付基礎日額の313日〜245日分が支給される。この保険給付を受けると，今まで受けていた休業（補償）給付は行われない。労働基準監督署長が職権で決定するため，被災労働者には申請の必要がない。ただし，疾病の状態等に関する届を労働基準監督署長に提出する必要がある。

A526 障害（補償）給付 　★障害等級に応じて，年金または一時金が支給される。被災労働者は，労働基準監督署に「障害（補償）給付支給申請書」を提出する。

A527 × 　★医療保険各法において，交通事故は保険の給付制限に該当する旨の規定がないため，医療保険による診療を受けることができる。

A528 （A）3000
（B）120 　★設問のように保障額に限度があり，必ずしも実際の事故による高額の補償に対応できるわけではないため，任意保険への加入が大切である。
任意保険は，自分の車が破損したときに支払われる「車両保険」，物的損害に対する補償，運転者や同乗者に対する補償などがある。

9章

医療保障制度の周辺

★ | Q529 | Bさんの過失で交通事故が起き，Aさんは負傷した。このとき医療機関では治療費を加害者であるBさんに請求する。　　　　　　　〔　　○　　or　　×　　〕

★ | Q530 | 交通事故の診療において，診療を継続しても症状の改善が見込めない状況を〔　　　〕という。
〔　　　　　　　　　　　　　　　〕

★ | Q531 | 交通事故後の入通院などの治療費を，任意保険会社が入通院先の医療機関に対して直接支払うような対応を一般的に〔　　　〕という。　　〔　　　　　　　　　　　　　〕

★ | Q532 | 交通事故のように，保険給付の原因が，保険者・被保険者以外の第三者による行為などによるものを〔　　　〕という。
〔　　　　　　　　　　　　　　　〕

▶▶ 3. 障害年金の給付 ································

| Q533 | 障害年金における障害認定日は，原則として障害の原因となった傷病の〔　　　〕から起算して1年6カ月を経過した日（その期間内に傷病が治った場合は，その治った日）とされる。　　　　　〔　　　　　　　　　　〕

| Q534 | 障害年金が支給されるためには，障害認定日に傷病の状況が〔　　　〕に該当することが必要である。
〔　　　　　　　　　　　　　　　〕

| Q535 | 障害年金は，障害認定日を基準に，その日からさかのぼって受給資格期間（保険料納付済期間，保険料免除期間）を満たす必要がある。　　〔　　○　　or　　×　　〕

A529 ×

★診療契約は医療機関と患者の間で結ばれるので, 治療費の支払義務は患者に生じる。被害者が加害者に損害賠償請求するのは事後となるのが原則。

A530 症状固定

★症状固定の判断は, 原則として診療にあたる医師が行う。症状固定がなされると, 損害保険会社は, 治療費・休業損害・入退院慰謝料に関する支払いを打ち切り, 後遺障害の対応に移る。

A531 一括対応
(任意一括)

★提出書類や示談交渉など窓口を任意保険会社に一本化することで,各種手続きが簡素化され,加害者からの賠償や自賠責保険の直接請求をすることなく,速やかに補償を受けることができる。

A532 第三者行為災害

★医療保険各法や労災保険法に規定されている。

A533 初診日

★障害年金の申請に当たり, 初診の医療機関と障害の診断を下した医療機関が異なる場合は, 初診の医療機関に受診状況等証明書を作成してもらうことが必要である。

A534 障害等級

★国民年金は1, 2級, 厚生年金は原則1〜3級に該当する必要がある。障害年金の申請の際には, 傷病に関する診断書の提出が必要となる。

A535 ×

★障害年金が支給されるには,「初診日」のある月の前々月までの公的年金の加入期間の3分の2以上の期間について, 保険料が納付または免除されている, もしくは, 初診日において65歳未満であり, 初診日のある月の前々月までの1年間に保険料の未納がない, ことが要件となる。

■結果の記録

	1回目	正解数	2回目	正解数	3回目	正解数
1. 労働者災害補償保険	月 日	/16	月 日	/16	月 日	/16
2. 交通事故と医療	月 日	/6	月 日	/6	月 日	/6
3. 障害年金の給付	月 日	/3	月 日	/3	月 日	/3

労働者災害補償保険の概要 （図表1）➡ **1**

●労災保険法の目的
- 業務上の事由または通勤による労働者の負傷，疾病，障害，死亡等に対する保険給付を行う。
- 被災労働者の社会復帰の促進，当該労働者およびその遺族の援護，労働者の安全および衛生の確保を行う。

●保険給付の概要
- 保険者：政府
- 保険料：事業主が全額負担
- 保険給付の対象：労働者。個人事業主，会社の代表取締役は原則として労働者としてみなされない。ただし，特別加入できる場合がある。

●療養（補償）給付 （図表2・3）
- 業務上，通勤中による疾病，けがなどにより治療が必要な場合に給付される。
- 指定医療機関で受診する場合と非指定医療機関で受診する場合で，手続きの方法が異なる。
- 指定医療機関で受診する場合の医療費は原則としてかからないが（私病に関するものは除く），非指定医療機関で受診する場合は，いったん被災労働者が費用を負担し，後で払い戻してもらう。
- 医療費は，診療報酬点数表ではなく，労災診療費算定基準をもとに計算される。

●休業（補償）給付
- 業務上の事由による負傷や疾病により労働ができず賃金を受けられない場合，被災労働者は休業4日目から保険給付を受けることができる。
- 業務災害の場合は休業開始から3日間，事業主が休業補償を行わなければならないが，通勤災害の場合はこのような規定はない。

●障害（補償）給付：被災労働者が治療を続けたにもかかわらず，一定の障害（後遺症）が残ってしまったときに支給される。

図表1　労災保険の保険給付（概要）

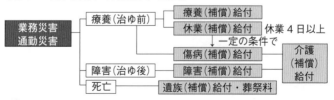

図表2 療養(補償)給付

*1 中小事業主や一人親方は労働者に準ずる場合がある。

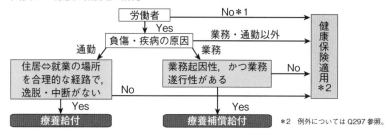

*2 例外については Q297 参照。

図表3 療養(補償)給付の流れ

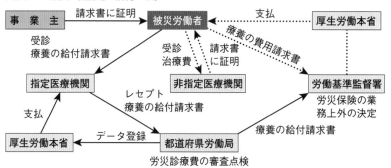

──▶ 指定医療機関で受診した場合の流れ　……▶ 非指定医療機関で受診した場合の流れ

労災保険と文書 →◻

給付の名称	様式 ※( )は 通勤災害	提出先の流れ	添付書類	備考
療養(補償) 給付	5号(16 号の3)	被災労働者→指定病院 →労働局長→監督署長	―	文書取扱いの費用は労 災レセプトで請求
療養(補償) 給付 指定病院の 変更	6号(16 号の4)	被災労働者→指定病院 →監督署長	―	―
休業(補償) 給付	8号(16 号の6)	被災労働者→監督署長 ※診療担当者の証明が 必要	―	文書料は労災レセプト で請求

障害（補償） 給付	10号（16 号の7）	被災労働者→監督署長	レントゲン フィルム 診断書	診断書の費用は被災労 働者が監督署に請求（様 式7号）
介護（補償） 給付	16号の2 の2	被災労働者→監督署長	診断書	—
二次健康診 断等給付	16号の 10の2	労働者→検診給付病院 等→労働局長	—	—

※監督署長→労働基準監督署長　　労働局長→都道府県労働局長

健康診断と二次健康診断等給付 （図表4）➡ 🔳，第1章 🔳

●**事業者の義務**：労働者の安全と健康を確保することは事業者（企業）の義務である。

●**二次健康診断等給付**
- ・業務によるストレスや過重な負荷によって，脳血管疾患および心臓疾患等の発生が問題となっている。発症前の段階における予防を行うため，定期健康診断等で異常があった者は，二次健康診断等給付として労災保険の保険給付を受けることができる。
- ・該当労働者は1年度に1回だけ，健診給付病院等で受けることができる。

交通事故と医療 ➡ 🔳

●**加害者の責任**：交通事故発生後，加害者には行政上の責任，刑事上の責任に加えて，相手方（被害者）の治療費・車の修理代等を弁済する民事上の責任がある。

●**自賠責保険制度**
- ・自動車を運転する際は，交通事故による被害者を救済するため，自動車損害賠償責任保険（自賠責保険）に加入することが義務付けられている。
- ・対人の事故のみが対象だが，補償額が小さいため，多くの人が任意保険に加入している。

●**診療費**
- ・自賠責保険からの治療費の支払いは，事故発生から症状固定の診断が行われるまで行われる。
- ・患者に請求するのが原則であるが，患者の負担状況ならびに心理的状況を考えて，自動車保険による一括対応（**図表5**），医療保険の使用もできることを患者に伝えることが大切である。
- ・医療保険を使用する場合は，「第三者行為災害届」を患者の医療保険の保険者に提出する（**図表6**）。
- ・被害者は，加害者が加入している損害保険会社に，当座の出費をまかなうための仮渡金請求，本請求の両方ができる。

図表4　健康診断と二次健康診断等給付

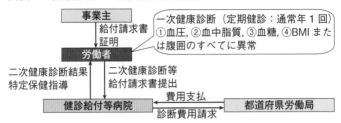

図表5　一括対応

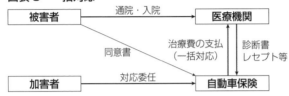

図表6　第三者行為災害

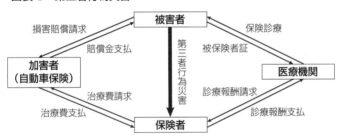

障害年金（障害基礎年金，障害厚生年金）の受給要件と請求　➡️❸

●障害年金の受給要件

初診日要件	年金に加入している間に，障害の原因となった病気やケガについて初診日があること ※20歳前や，60歳以上65歳未満（国民年金未加入）で，日本国内に住んでいる間に初診日があるときも含む。

障害等級 該当要件	障害認定日に国民年金（障害基礎年金）は1，2級，厚生年金（障害厚生年金）は1〜3級に該当 **1級** 　他人の介助を受けなければほとんど自分のことができない程度 **2級** 　必ずしも他人の助けを借りる必要はないが，日常生活は極めて困難で，労働により収入を得ることができない程度 **3級** 　労働が著しい制限を受けるか又は労働に著しい制限を加えることを必要とする程度
保険料納 付要件	（1）初診日のある月の前々月までの公的年金の加入期間の2/3以上の 　　　期間について，保険料が納付または免除されていること 　または （2）初診日において65歳未満であり，初診日のある月の前々月まで 　　　の1年間に保険料の未納がないこと

●請求の流れの概要

段階	説明
初診	障害認定日の基準→**受診状況等証明書** （初診の医療機関と，現在の医療機関が違う場合）
障害認定日	障害等級に該当→**診断書** ・初診より1年6カ月後 （期間内に症状固定の場合はその日） ・20歳に達した日に障害の状態 ・65歳に達する日の前日までの間に障害の状態
請求手続き	関係書類の整備（年金手帳，住民票，病歴・就労状況等申立書など）
受給決定・ 年金受取	初回支給日を除き，偶数月の15日（この日が平日ではない場合は直前の平日）に当該月の前月および前々月分を支給

●年金の加入について

無職，学生など	国民年金第1号被保険者
会社員，公務員，教職員等	国民年金第2号被保険者，厚生年金
専業主婦・主夫（第2号被保険者の配偶者）	国民年金第3号被保険者

介護保険制度

学習のねらい

この章では，介護保険について学びます。被保険者の
種類，保険給付を受ける条件や内容について，理解する
ようにしましょう。

▶▶ 1. 保険者と被保険者 ·············

★★ **Q536** 介護保険の保険者は〔　　　〕である。

〔　　　　　　　　　　　　　　　〕

★★ **Q537** 介護保険の被保険者のうち，第1号被保険者の対象となる人とは，市町村の区域内に住む65歳以上の人である。

〔　　○　　or　　×　　〕

★★ **Q538** 介護保険の被保険者のうち，第2号被保険者の対象となる人とは，市町村の区域内に住む40歳以上65歳未満のすべての人である。　〔　　○　　or　　×　　〕

★ **Q539** 介護保険被保険者証は被保険者全員に交付される。

〔　　○　　or　　×　　〕

★★ **Q540** 介護保険料は，第1号被保険者の場合は〔　A　〕から源泉徴収される形で納入される「特別徴収」が原則である。特別徴収ができない場合は，自らが納めることになる。第2号被保険者の場合は，〔　B　〕の保険者が，医療保険と同時に徴収する。　A〔　　　　　　　　　　　〕

B〔　　　　　　　　　　　〕

▶▶ 2. 保険給付の手続き ·············

★★ **Q541** 介護保険は，保険者より〔　　　〕を受けることで，はじめて保険給付を受けることができる。

〔　　　　　　　　　　　　　　　〕

★★ **Q542** 介護保険の申請は住所地の市町村または特別区に行わなければならない。　　〔　　○　　or　　×　　〕

A536 市町村・特別区

★また，市町村が集まった広域連合が保険者になることもできる。

A537 ○

★第2号被保険者とは異なり，医療保険の加入は被保険者資格の要件には含まれない。

A538 ×

★第2号被保険者は，市町村の区域内に住む40歳以上65歳未満の「医療保険加入者」である。医療保険の加入者でなくなった日（例えば，国民健康保険の被保険者が生活保護法の医療扶助を受ける場合）からその資格を喪失する。

A539 ×

★介護保険被保険者証は，第一号被保険者には全員交付されるが，第二号被保険者については，要介護・要支援の認定を受けた者のみ交付される。

A540 (A)年金
(B)医療保険

★第1号被保険者の保険料は，特別徴収ができない場合に，納付書により保険料を納める方法がある。これを「普通徴収」という。保険料は第1号被保険者の場合は市町村ごとに，第2号被保険者の場合は加入している医療保険ごとに異なる。

A541 要介護（要支援）認定

★要支援1・2，要介護1〜5の7段階の介護度が設けられている（Q545参照）。認定結果は申請日から30日以内に利用者に通知される。なお，要支援・要介護認定の有効期間は，新規認定の場合が原則として6カ月，更新認定の場合が12カ月である。

A542 ○

★被保険者本人が申請手続きを行うのは現実的には困難であることが多いため，被保険者の家族などが申請することがよく見受けられる。

★★ | Q543 | 介護保険の認定の際，二度の判定がなされるが，一度目は
コンピュータによって判定がなされ，二度目（二次判定）
は，〔　　　〕において介護の必要度（要介護度）および
認定有効期間が判定される。

〔　　　　　　　　　　　　　　　〕

★ | Q544 | 介護保険の申請がなされたとき，申請者の主治医が申請者
の心身の状況等について意見を述べる。このときの書類を
〔　　　〕という。　　　　〔　　　　　　　　　　　　〕

★★ | Q545 | 介護保険サービスは，利用者の心身の状況に応じて要〔
A 〕状態の2つ，要〔 B 〕状態の5つの合計7つの
段階に区分されている。A 〔　　　　　　　　　　　〕

B 〔　　　　　　　　　　　〕

★ | Q546 | 第1号被保険者の介護保険申請が認められるには，介護
が必要になった原因は問われない。しかし，第2号被保険
者の介護保険申請が認められるのは〔　　　〕による場合
のみとされている。　　　　〔　　　　　　　　　　　　〕

▶▶ 3. 保険給付の内容 ·······························

★★ | Q547 | 介護保険で給付される介護サービスは，大きく〔 A 〕
に対する介護給付，〔 B 〕に対する予防給付に分けら
れる。　　　　　　　　　A 〔　　　　　　　　　　　〕

B 〔　　　　　　　　　　　〕

★ | Q548 | 介護給付は訪問介護や訪問看護などの〔 A 〕サービ
ス，介護老人福祉施設や介護老人保健施設などの施設に入
所させて行う〔 B 〕サービス，そして地域密着型サー
ビスに大別できる。　　　A 〔　　　　　　　　　　　〕

B 〔　　　　　　　　　　　〕

A543 介護認定審査会

★コンピュータを用いて介護にかかる時間をみることで要介護度を計測する。公平で客観的な要介護認定を行うメリットはあるが，家族構成や経済的事情などの状況が考慮されないので，**介護認定審査会で二次判定が行われる。**

介護認定審査会は，市町村に設置される専門的な第三者機関で，医師，保健師，社会福祉士などから構成される。申請者が介護保険の給付を受けるのが適当かどうか，またその範囲を審査・判定する組織である。**申請者の「一次判定結果」「主治医による意見書」の内容をもとに審査・判定する。**

A544 主治医意見書

★この書類は二次判定の審査資料となる。なお，主治医がいない場合は，市町村が指定する医師または市町村職員である医師が作成する。

A545 (A)支援
**　　　(B)介護**

★介護必要度に応じて保険給付額の上限が決まっている。この認定に対する不服申立ては，介護保険審査会に対して行うことができる。「自立」と判定されたときは，保険給付を受けることができない。

A546 特定疾病

★現在，医学的に加齢と関連性があり，継続して要介護状態になる可能性が高い16疾病が定められている。

A547 (A)要介護者
**　　　(B)要支援者**

★このほか，市町村が条例に基づいて独自の給付を行うこともできる。これを「市町村特別給付」という。

A548 (A)居宅
**　　　(B)施設**

★なお，予防給付では施設サービスが行われず，居宅サービスと地域密着型サービスの2つのみが行われる。地域密着型サービスは，利用者の居住する市町村で利用する。また，予防給付では，居宅サービスのうち，訪問介護および通所介護は行われず，市町村による地域支援事業として行われる。これらのサービスの内容と利用料は市町村ごとに決められる。

10章 介護保険制度

★★ Q549 介護保険の利用者が，医療保険の給付の内容と重なるサービスを受ける場合，保険の給付は〔　　　〕が優先される。　〔　① 介護保険　② 医療保険 〕

★★ Q550 介護保険サービスを実施する場合に作成される利用計画書を〔　　　〕という。　〔　　　　　　　　　　　　　　〕

★ Q551 介護福祉士や訪問介護員（ホームヘルパー）が介護を必要とする高齢者等の家を訪ねて身の回りの世話をすることを〔　　　〕という。　〔　　　　　　　　　　　　　　〕

★ Q552 主治医の指示のもと，看護師等が自宅を訪ねて患者の健康状態を管理することを〔　　　〕という。
〔　　　　　　　　　　　　　〕

★ Q553 介護保険における要介護・要支援者への居宅サービスに関する以下の説明で正しいのはどれか。
①デイケア…入浴・食事など日常生活の介助や機能訓練を中心に行う
②デイサービス…昼間だけ施設に預かり，専門職員がリハビリテーションを中心とした介護を行う
③ショートステイ…施設に短期入所し，日常生活の介護や医学的管理下での介護などを受ける
〔　　　　　　　　　　　　　　　〕

Q554 保険医療機関が要介護者に対して訪問看護を行うには，介護保険法による指定サービス事業者として新たに都道府県知事の指定を受けなければならない。
〔　　◯　or　✕　　〕

★ Q555 病状が安定している要介護者を対象に，入所者の能力に応じた自立と自宅での生活復帰を目指し，日常生活の世話や看護・医療・リハビリテーションなどのサービスを提供する施設を〔　　　〕という。〔　　　　　　　　　　　　　　〕

A549 **①介護保険**

★給付内容が重なるのは，訪問看護やリハビリテーションなどである。

A550 **介護サービス計画（ケアプラン）**

★被保険者が自ら作成することも可能だが，実際には居宅介護支援事業者に依頼し，介護支援専門員（ケアマネジャー）が関係者と調整を図りながら作成するのが一般的である。

A551 **訪問介護**

★大きく，「身体介護」と「生活援助」に分かれる。

A552 **訪問看護**

★点滴やたんの吸引などの医療処置のほか，薬剤師と連携して服薬の助言も行う。

A553 **③**

★①と②は説明が反対である。
デイサービスは入浴・食事など日常生活の介助や機能訓練を中心に行うのに対し，**デイケア**は医師の判断に基づいて理学療法・作業療法などのリハビリテーションを中心に行う。

A554 **×**

★健康保険法に基づき保険医療機関及び保険薬局の指定を受けた場合は，別途都道府県知事の指定を受けずとも，介護サービスを行う指定事業者としてみなされる。

A555 **介護老人保健施設**

★医療法および介護保険法に基づく介護保険施設の一つで，設立するには許可が必要である。一般に「老健」と呼ばれる。医療法人が病院・診療所の併設施設として有していることも多い。

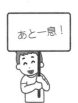

あと一息！

★ **Q556** 介護保険サービス費（介護報酬）改定は原則，〔　　　〕年に一度行われる。　　　〔　　　　　　　〕

★ **Q557** 介護保険サービスの費用は〔　　　　〕で表示され，サービス事業所の所在地域により単価が異なる。
〔　　　　　　　　　〕

★★ **Q558** 介護保険で以下のサービスが行われる場合の利用者負担は①〜③のどれに当たるか。
　（A）介護サービス計画（ケアプラン）の作成
　（B）居宅や施設で行われる生活介助，看護・リハビリ等
　（C）施設入所やショートステイの居住費（滞在費）
　（D）通所サービスの食費
　　① 利用者負担なし
　　② 原則１割（所得に応じて２割または３割）の負担
　　③ 全額利用者負担
　（A）〔　　　〕（B）〔　　　　〕（C）〔　　　　〕（D）〔　　　〕

★ **Q559** 利用者負担を除いた介護保険サービスの費用の請求先は，〔　　　〕である。
　①国民健康保険団体連合会
　②社会保険診療報酬支払基金
　③介護保険審査会　　　〔　　　　　　　　　　　〕

A556 3

★介護報酬は，社会保障審議会内の介護給付費分科会の検討を経て，厚生労働大臣が決定する。

A557 単位

★1単位は10～11.40円で計算される。

A558 (A) ①
(B) ②
(C) ③
(D) ③

★ケアプランの作成が無料であるのは，利用料が発生するとサービス利用が阻害される懸念があるから，とされている。
生活介助，看護・リハビリなどのサービスは，一部負担となる。ただし，1カ月の自己負担額が一定の額を超える場合は，超えた分が払い戻される〔高額介護（介護予防）サービス費。医療保険と介護保険の自己負担額を合算したものを基準とした場合は，「高額医療・高額介護合算療養費」という〕。
「居住費」や「食費」は，保険給付の対象外である。在宅での生活と施設での生活との間の不均衡を是正するためである。

A559 ①

★サービスを実施した事業者がレセプト（明細書）を作成して，毎月10日までに提出する。

■結果の記録

	1回目	正解数	2回目	正解数	3回目	正解数
1. 保険者と被保険者	月　日	／5	月　日	／5	月　日	／5
2. 保険給付の手続き	月　日	／6	月　日	／6	月　日	／6
3. 保険給付の内容	月　日	／9	月　日	／9	月　日	／9
4. サービス費用について	月　日	／4	月　日	／4	月　日	／4

10章
介護保険制度

介護保険法の制定 →🔢

●**目的**：入浴，排せつ，食事等の介護，機能訓練ならびに看護および療養上の管理その他の医療を要する人たちが，その有する能力に応じ自立した日常生活を営むことができるよう，保険制度で必要な保健医療サービスおよび福祉サービスを行う。

●**施行日**：2000年4月1日である。

●**制度創設の背景**：老人医療費の高騰，社会的入院の増加により新たな高齢者福祉を扱うシステムが必要となった。

保険者と被保険者 →🔢

●**保険者**：市町村・特別区である。ただし，保険運営に当たって，国や都道府県から財政援助を受けている。

●**被保険者**

	第1号被保険者	第2号被保険者
対象者	65歳以上の者	40〜64歳の医療保険加入者
受給要件	・要介護状態（寝たきり，認知症等で介護が必要な状態） ・要支援状態（日常生活に支援が必要な状態）	要介護・要支援状態が，末期がん・関節リウマチなどの特定疾病（16疾病）による場合のみ
保険料負担	**市町村が徴収**※ （原則，年金から天引きされる）	医療保険者が医療保険の保険料と一括徴収

※1年6カ月以上保険料を滞納すると保険給付の一部または全部が差し止められる。

図表2 居宅介護サービス費等の利用限度額

	単位の上限 （1月当たり）	保険給付の概要	
		訪問サービス（訪問介護，訪問看護，訪問入浴介護，訪問リハビリ）	通所サービス （通所介護，通所リハビリ）
要支援1	5,032単位	○（訪問介護 ×）	○（通所介護 ×）
要支援2	10,531単位		
要介護1	16,765単位		
要介護2	19,705単位		
要介護3	27,048単位	○	○
要介護4	30,938単位		
要介護5	36,217単位		

保険給付の手続き (図表1)→2

保険給付を受けるためには，市町村（介護認定審査会）から要介護（要支援）認定を受けなければならない。

図表1　介護保険申請の手続き

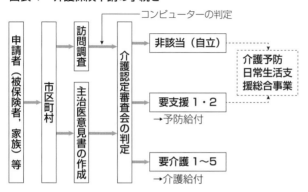

保険給付の概要　→34

・図表2の利用限度額を超えた場合は，すべて自己負担となる。
・1単位＝10円〜11.40円で計算される。利用者の負担は原則1割，一定の所得以上の者は2割または3割だが，居住費（滞在費），食費については別途利用者が負担する。また，介護サービス計画の費用（ケアプランの作成）は全額保険給付になるので，利用者の負担はない。

保険給付の概要				
福祉用具の貸与・購入，住宅の改修	短期入所	ケアプランの作成	施設サービス	地域密着型サービス
○	○	○	×	○
○	○	○	○	○

要介護度の目安 →2

介護度	状態の目安	基準時間
要支援1	日常生活には支障はないが，立ち上がり等に一部介助が必要	25分以上32分未満
要支援2	日常生活にはほぼ支障はないが，歩行や入浴等に一部介助が必要	32分以上52分未満
要介護1	立ち上がりや歩行がやや不安定，排せつや入浴等に一部介助が必要	
要介護2	立ち上がりや歩行が困難，排せつや入浴に全介助が必要	50分以上70分未満
要介護3	立ち上がりや歩行が自力では不可能で，排せつ・入浴・行為等に全介助が必要	70分以上90分未満
要介護4	介助なしでは日常生活が困難なため，全介助が必要	90分以上110分未満
要介護5	意思伝達困難や，介護なしでは日常生活が不可能なため全面的な介助が必要	110分以上

介護保険による施設サービスの種類とサービスの内容 →3

施設名	指定介護老人福祉施設（特別養護老人ホーム）	介護老人保健施設	介護医療院
根拠法	老人福祉法	介護保険法	介護保険法
医療行為	なし	あり	
位置付け	福祉的機能	医療と福祉の中間	医療的機能
内容	機能訓練，健康管理，相談援助，生活援助	リハビリ，医療的ケア，相談援助，レクリエーションなど	長期療養，機能訓練，医学的管理，生活施設
対象者	**原則要介護3以上の者**（例外：認知症，精神障害の者，虐待を受けている者は要介護1・2でも可）	**要介護1以上の者** **病状安定期**にあり，入院治療の必要はないが，看護・医学的管理の下，介護・機能訓練・医療等を必要とする患者	**要介護1以上の者** 長期療養患者で，日常的な医学的管理が必要な重介護者や，**看取り・ターミナルケア等**が必要な要介護者
管理者	医師でなくてもよい	原則医師	原則医師
入所期間	期限なし	短期（3月）	長期

11章

医療と情報

学習のねらい

この章では，患者さんにかかわる文書の種類と情報提供の方法について学び，効率的な情報管理はどのようにすべきか，といった点についても理解するようにしましょう。

▶▶ 1. 診療記録の作成と保管 ·····················

診療記録の作成

Q560 患者のもつ「問題」を治療の軸とし，その問題に沿って治療を展開する考え方を〔 A 〕といい，この考え方に従って記載される医療の記録の方法を〔 B 〕という。

A〔   〕
B〔   〕

★ **Q561** 日々の診療経過を SOAP 形式で記載する場合，不適切なものはどれか。
①S：階段昇降時に膝が痛い
②O：膝関節の屈曲拘縮
③A：内側広筋の萎縮
④P：大腿四頭筋訓練を行う

〔   〕

★ **Q562** 私病で診療継続中の会社員が，労災保険に該当する傷病で来院した。この場合，新たに診療録を作成しなければならない。
〔   ○   or   ×   〕

★ **Q563** 患者が過去の診療に関する証明を依頼した。担当の医師は退職してしまっている場合は，証明書の交付はできない。
〔   ○   or   ×   〕

★★ **Q564** 死因や疾病の国際的な統計基準として，世界保健機関（WHO）によって公表された分類のことを〔   〕という。
〔   〕

★ **Q565** 入院から退院までの経過・治療内容を要約し，最終診断名と転帰が記載されたものを〔   〕という。
〔   〕

A560 (A) 問題志向型
システム
（略：POS）
(B) 問題志向型
診療録
（略：POMR）

★POS は，情報収集→問題の明確化→解決のための計画立案→計画の実施というプロセスを繰り返すことで，患者が抱える問題を適切に解決することを目指すもので，L.L.Weed によって提唱された。この考えに沿った POMR は，主に「患者情報（基礎データ）」，「問題リスト」，「初期計画」，「経過記録」で構成される。

A561 ③

★各アルファベットの内容は以下のとおりである。
S：subjective date（患者が訴える主観的な情報）
O：objective data（医療者が客観的に得た情報）
A：assessment（情報に基づく評価・考察）
P：plan（評価・考察に基づく治療計画）
③の内側広筋の萎縮はOに該当する。

A562 ○

★労災保険指定医療機関療養担当規定，療養担当規則それぞれの規定において，他の診療録と区別して整備することが求められる。

A563 ×

★**診断書や処方箋，出生証明書などは主治医が診察しないと交付することができないが**（医師法第20条），これら以外の証明書については規定がないため，ほかの医師でも交付が可能である。

A564 疾病及び関連保
健問題の国際統
計分類（ICD）

★現在わが国では，統計法に基づき，「ICD-10」に準拠したものが広く使用されている。また，疾病分類と医療行為の分類のある「ICD-9-CM」も使用されている。

A565 退院時要約
（サマリー）

★「退院要約」「退院時病歴要約」といわれることもある。

医療文書の種類

★★ **Q566** 多職種の連携に基づき，質を確保しながら効率的に医療サービスを提供するための入院計画表のことを〔　　　〕という。　　　〔　　　　　　　　　　　　　　〕

★ **Q567** 出産（生産）したときに医師または助産師が出産したことを証明するために作成するものは〔　　　〕である。
〔　　　　　　　　　　　　　　〕

Q568 妊娠12週以降に死産した場合に，医師または助産師が作成する書類は〔　　　〕である。
〔　　　　　　　　　　　　　　〕

★ **Q569** 医師や歯科医師が作成する，診断結果を記載した証明書のことを〔　　　〕という。〔　　　　　　　　　　〕

★ **Q570** 交通事故による心肺停止状態で救急搬送された患者が，搬送先の医療機関で死亡が確認された。この場合，医師が発行する書類は死亡診断書である。
〔　　　○　　or　　×　　〕

Q571 死亡診断書や死体検案書は，患者の死亡を医学的・法律的に証明するほか，死亡統計作成の資料となる。
〔　　　○　　or　　×　　〕

A566	クリニカル・パス（クリティカル・パス）	★産業分野で産み出された工程管理技法の一手法を応用したものである。患者等に対して効率的で標準的な医療プロセスを確保し，医療の質の向上を図るという長所がある。
A567	出生証明書	★1児ごとに作成する。出産届と一連になっており，届出義務者（子の父母など）は出産した日から14日以内に市区町村に提出することになっている。
A568	死産証書	★死産のあった日（死産のあったことがわかった日）から7日以内に，死産のあったところまたは届出人の住所地の市区町村に届け出なければならない。これを提出すれば，火葬（埋葬）許可書が発行される。
A569	診断書	★医業の範囲内の診断書の作成は医師と歯科医師のみに認められる。生命保険の支払いの要件を立証するため，一定の疾病に罹患していないことを証明するため，その他診療の事実を証明するために用いられる。
A570	×	★死亡診断書の発行要件は，診療継続中の患者が，当該診療に係る傷病で死亡した場合が原則である。設問の事例はこの要件を満たさない。この場合は，「死体検案書」を作成する。なお，歯科医師は死体検案書を作成できない。
A571	○	★死亡の確定により，患者の権利義務の消滅や相続の発生の効果が生じる。また，これらの書類は国内外の医学の向上に資する資料ともなる。これらの書類は，死亡届と一体となっており，届出義務者は死亡した日（死亡の事実を知った日）から7日以内に市区町村に提出しなければならない。

Q572 「おむつ使用証明書」は，〔　　　〕に提出される。
①市区町村長　　②都道府県知事　　③税務署長

医療文書の保管

★★ **Q573** 診療録は，診療完結の日から少なくとも〔　　　〕年間は
保存しなければならない。〔　　　　　　　　　　　　　　〕

★★ **Q574** 次の文書のうち，保存年限が誤っているものはどれか。
①保険診療に関する帳簿…療養の給付の完結の日から3年
②保険診療に関するエックス線写真…療養の給付の完結の
日から2年
③病院日誌…2年間　　〔　　　　　　　　　　　　　　〕

★★ **Q575** 保険薬局では，調剤済み処方せんを少なくとも〔　　　〕
年間は保存しなければならない。
〔　　　　　　　　　　　　　　〕

★ **Q576** 患者の求めに応じて作成された医療文書の控えは，診療録
と一緒に保管する。　　〔　　　○　　or　　×　　〕

▶▶ 2. 文書の費用請求 ……………………………………

★ **Q577** 次のうち，患者から費用を徴収しない文書はどれか。
①主治医意見書
②患者の職場に提出する診断書
③傷病手当金意見書　　〔　　　　　　　　　　　　　　〕

★★ **Q578** 次のうち，患者から費用を徴収しない文書はどれか。
①あんま・マッサージ・指圧，はり，きゅうの施術に係る
同意書
②療養費支給申請書用領収明細書
③出産手当金支給申請書　〔　　　　　　　　　　　　　〕

A572 ③

★おむつ使用証明書とは，使用したおむつ代について医療費控除を受ける（税金の計算上，所得から差し引くこと）ために用いられるものである。**おおむね6カ月以上にわたり寝たきり状態にあると認められる者が対象**となり，確定申告の際に提出する。発行料金は医療機関の任意である。

A573 5

★医師法第24条ならびに療養担当規則第9条による。

A574 ②

★①については，療養担当規則第9条による。エックス線写真や病院日誌については医療法施行規則第20条によれば2年間となっているが，保険診療に関するエックス線写真については，療養担当規則第9条の「療養の給付の担当に関する帳簿及び書類その他の記録」にあたり3年となる。

A575 3

★保険薬局及び保険薬剤師療養担当規則第6条による。

A576 ○

★提出先から問い合わせや証明の関連付けのために，設問の対応をすることが大切である。

A577 ①

★主治医意見書の費用は，要介護認定にかかる事務費として保険者である市町村が負担する。
傷病手当金意見書については，診療報酬点数表（B012，100点）に基づいて費用徴収する。
診断書は医療保険や労災保険の給付対象外であるから，医療機関が自由に費用を徴収してよい。

A578 ②

★療養担当規第6条によれば，保険給付を受けるために必要な証明書，意見書等の交付については無償交付が原則であるが，施術にかかる療養費（①：診療報酬点数表 B013）や出産手当金，出産育児一時金については対象外である。
これにより③のみが無償交付となる。

★ **Q579** 次のうち，労災保険の指定も受けている保険医療機関が患者より費用の徴収をしないものはどれか。
①休業補償給付支給申請書（労災保険）の診療担当者の証明をした場合
②交通事故にあった患者に対して自賠責保険に関する診断書を交付した場合
③生命保険会社へ提出する入院・手術証明書に記載し，交付した場合　〔　　　　　　　　　　　　　　〕

★ **Q580** 患者が院外処方箋を紛失し，再交付を行った場合，患者から費用徴収ができる。　〔　　○　　or　　×　　〕

★ **Q581** 次のうち，患者から費用を徴収しない文書はどれか。
①医療要否意見書の作成費用
②自立支援医療（更生医療）申請書の作成費用
③養育医療意見書の作成費用〔　　　　　　　　　　　　〕

★ **Q582** 患者からカルテのコピーがほしいと頼まれた。この場合，医療保険の費用とは別に患者から実費徴収することが認められている。　〔　　○　　or　　×　　〕

▶▶ 3. 個人情報の取扱いについて ‥‥‥‥‥‥‥‥

★★ **Q583** 「業務上・職務上知りえた秘密を他に漏らしてはならない」とする義務を〔　　　〕という。
〔　　　　　　　　　　　　　　〕

★★ **Q584** 患者情報の取扱いについて誤っているものはどれか。
①紙媒体の個人情報を廃棄する場合には裁断ないしは溶融によるのが望ましい。
②質の高い医療の実現のためには情報共有が必要なため，診療情報を常にオープンにするのが望ましい。
③院内のパソコンにはすべてパスワードをかけておくことが望ましい。　〔　　　　　　　　　　　　〕

A579 ①

★①の場合は，医療機関が労働基準監督署に対して費用（2000円）の請求を行う取扱いのため，患者から費用の徴収は行わない。なお，指定医療機関ではない場合はこのような取扱いはされず，患者から費用徴収が行われる。
②・③は医療保険や労災保険の給付対象外であるから，医療機関が自由に費用を徴収してよい。

A580 ○

★診療報酬の事務連絡に基づき，保険適用せず，実費徴収が認められている。

A581 ①

★医療要否意見書は生活保護法に基づく「指定医療機関医療担当規程」に基づき，無償交付が義務付けられている。
自立支援医療申請書の費用については，初回申請時は費用徴収が認められている。ただし，市町村等から，証明書または意見書等の交付を求められたときは，無償で交付する義務がある（指定自立支援医療機関療養担当規程）。
養育医療については，給付の対象外であるため，患者より文書作成費用を徴収してよい。

A582 ○

★公的保険給付とは関係のない文書の発行にあたるため，実費徴収が認められている。

A583 守秘義務

★**診療と個人に関わる話題は，本人からの積極的な相談依頼である場合を除き，医療機関の内外で厳に慎み，他に漏えいしてはならない。**退職後であっても同様である。民事責任に問われるほか，特に医師や薬剤師，助産師等については，刑事責任に問われる恐れがある。

A584 ②

★**守秘義務を履行するには，情報漏えいにつながるようなことを引き起こさないことが大切である。**例えば，アクセスの記録をとったり，システムにアクセスできる者の範囲を限定したりすることは，有効な手段である。診療情報の共有は大切ではあるが，常にオープンにしておくということは，悪意のある人間も情報に接することができるため，不適切な対応である。

★ **Q585** 診療録にある医師の判断や評価は医師個人に関する情報と言えるため，医師個人の情報を保護する観点から，患者本人が診療録の開示の請求がある場合は，医療機関は患者の請求を拒否できる。　〔　　○　　or　　×　　〕

★★ **Q586** 以下の事例のうち，患者の同意が必要なく情報提供をしてよい場合はどれか。

①職場から社員の病状や回復の見込みに関する問い合わせがあった場合

②損害保険会社から保険金支払の審査を目的とする問い合わせがあった場合

③学校の教職員等が生徒に付き添ってきて，生徒が病状の説明を受ける際に，特に同席を拒まない場合

〔　　　　　　　　　　　　　　　　　〕

★★ **Q587** 以下の事例のうち，医療機関（医師）が患者の同意なく回答してよい場合をすべて選びなさい。

①労働基準監督署からの被災労働者に関する診療内容の照会

②裁判所からのカルテ開示の請求

③患者の状況に関する捜査機関からの照会や事情聴取

〔　　　　　　　　　　　　　　　　　〕

COLUMN　情報漏えいの恐怖

我々は企業の顧客情報流出のニュースをよく耳にします。調査によれば，情報流出の8割以上は**従業員の管理ミス，誤操作**によるものだそうです。

いったん情報が流出してしまうと，一連の事件に対する謝罪，原因追及や関係者の処分，顧客への損害賠償の対応，企業の信用失墜ひいては業務停止に至るなど，企業の内外に大きな影響を与えてしまいます。

医療機関が取り扱う情報にはプライバシー性の高いものが多く，その

A585 ✕

★診療録全体が患者の個人データであることから，医師の判断や評価という個人情報を根拠にして開示を拒否することができない，と解されている（厚生労働省「医療・介護関係事業者における個人情報の適切な取扱いのためのガイドライン」）。

A586 ③

★個人情報を取り扱う企業（医療機関も当然該当する）は，法令に基づく場合，生命・財産保護の観点，公衆衛生の向上の観点を除き，あらかじめ本人の同意を得ずに個人情報を第三者に提供することはできない。

①，②は本人の同意が必要であり，不適切である。③は生徒が同席を拒まないことから，本人の同意があったものと考えられる。

なお，学校の教職員は，事故の再発防止や再発時の応急処置の観点で，生徒に付き添う場合がある。その場合は「生命，身体の保護のために必要がある場合」と考えられるため，患者本人の同意なく，安全管理上必要な範囲で情報提供をすることができる。

A587 ①，②，③

★①〜③はすべて「法令に基づく情報提供」に該当し，患者の同意は必要ない（Q586参照）。

①：労働基準監督署は被災労働者の診療に関し，医師に対し，報告もしくは診療録等の物件の提示を命じることができる（労災保険法第49条）。

③：回答の際は，捜査上の必要性，提供情報の内容等の事情を慎重に考慮する必要がある（最高裁判所平成15年9月12日判決参照）。

取扱いについては，他の企業に比べ一層の慎重さが要求されます。

医療機関では，電子カルテやオーダリングシステムなど，コンピュータネットワークを利用して診療が行われることが多くなってきています。電子データは，いったん情報が流出してしまうと，コントロールがむずかしくなってしまいます。医療情報を扱うコンピュータのセキュリティを万全にしておくのはもちろんのことですが，医療情報を取り扱うすべての人が個人情報に関する意識を高くもつことが重要です。

★ **Q588** 全国のすべての病院はがんと診断された患者のデータを都道府県知事に届け出なければならない。

〔　　　◯　　or　　×　　〕

▶▶ 4. 保健医療情報システム ……………………

病院情報システム

★ **Q589** 病院の診療業務を支援するシステムのことを〔　　　〕という。　　　　　　　　　　〔　　　　　　　　　　　　　〕

★★ **Q590** 診療報酬を患者ごとに計算し，管理するために用いられる情報システムを〔　　　〕という。

〔　　　　　　　　　　　　　〕

★★ **Q591** 医師が看護師や薬剤師など医療技術職に対して行う指示内容を直接コンピュータに入力して正確にかつ迅速に各部門へ伝達するシステムを〔　　　〕という。

〔　　　　　　　　　　　　　〕

★★ **Q592** 医療機関で，医師が記録する診療記録をコンピュータを用いて電子的に記録・保存するシステムを〔　　　〕という。

〔　　　　　　　　　　　　　〕

★★ **Q593** 診療記録を電子的に保存するに当たっては，次の3つの条件を満たさなければならない。

・〔　A　〕：故意または過失による虚偽入力，書換え，消去，混同を防止すること，作成の所在を明確にすること
・〔　B　〕：必要に応じて肉眼で見ることができること，必要に応じて書面に表示できること
・〔　C　〕：法令に定める保存期間内に復元可能な状態で保存すること

A〔　　　　　　　　　　　〕
B〔　　　　　　　　　　　〕
C〔　　　　　　　　　　　〕

A588 ○

★がん情報を国で一元管理するために，「がん登録等の推進に関する法律」に基づき行われる。なお，診療所については知事の指定により届出となる。**患者からの同意は不要である。**

A589 病院情報システム〔HIS（Hospital Information System）〕

★医療ニーズの質・量が増大するなかで，院内の情報を集約し，院内のすべての人間に安全性や快適さを保障するシステムの構築が求められる。
24時間365日連続稼働できるよう，システム障害に強い仕組みづくりやセキュリティ管理が必要である。また，安全を確保し，医療の質の向上を支援する観点から，医療従事者が取り扱いやすく，負担の少ない機器の導入も必要である。

A590 医事会計システム

★医療分野の情報システムとして最も古い歴史をもち，1970年代から導入が始まった。患者受付・予約管理，会計・収入金管理・レセプト作成，経営管理上の統計資料作成などの機能がある。電子カルテシステムに組み込まれているものもある。

A591 オーダリング（オーダエントリ）システム

★1980年代後半から1990年代前半にかけて登場した。指示された内容が瞬時に，正確に各部門へ伝達されるため，患者の待ち時間短縮につながるほか，伝達ミスによる事故防止や診療報酬請求もれの防止にも役立っている。

A592 電子カルテ（システム）

★1999年の通知「診療録等の電子媒体による保存について」により，法的に電子カルテの使用が認められた。以下のメリットがある。
①視認性が高く，わかりやすい説明ができる。②カルテ管理が省力化できる。③**患者の状態を院内の各部門が連動して確認できる。**

A593 (A)真正性
(B)見読性
(C)保存性

★設問は「**電子カルテの3要件**」といわれるものである。日常の診療において診療情報が利用できるようにするだけでなく，その内容の正確さを確保することが最大限に求められる。また診療情報が裁判の証拠として用いられることもあるので，証拠能力に疑念をもたせるようなものであってはならない。

★★ Q594 放射線部門システムのうち，主に文字情報を扱うものを〔 A 〕といい，主に画像情報を扱うものを〔 B 〕という。

A〔　　　　　　　　　　　〕

B〔　　　　　　　　　　　〕

★ Q595 薬剤情報を収集・整理し，情報提供を行う薬剤部門システムを〔　　　〕という。　〔　　　　　　　　　　　〕

医療とネットワーク

Q596 医療・健康情報の保管形態の種類とその特徴の組み合わせとして正しいものはどれか。

① EHR (Electronic Health Record)：医療機関内で共有

② EMR (Electronic Medical Record)：複数医療機関で共有

③ PHR (Personal Health Record)：個人が自ら管理する

〔　　　　　　　　　　　〕

Q597 電子処方箋管理サービスに医師が処方内容を登録したり，薬剤師が調剤結果等を登録する場合，〔　　　〕の取得が必要である。　〔　　　　　　　　　　　〕

システム関連用語

Q598 感染したパソコンに特定の制限をかけ，その制限の解除と引き換えに金銭を要求する不正プログラムのことを〔　　　〕という。　〔　　　　　　　　　　　〕

★ Q599 コンピュータ，ソフトウェア，ネットワーク機器などのIT 関連製品の販売業者のことを一般に〔　　　〕という。

〔　　　　　　　　　　　〕

★ Q600 システムを動かす前から入れておく必要のあるデータのことを〔　　　〕という。　〔　　　　　　　　　　　〕

A594	(A)放射線情報 システム (RIS) (B)画像管理伝 送システム (PACS)	★ RIS は，主にオーダエントリシステムからオー ダ情報を取り込み，検査実施情報を医事会計シ ステムに，画像の読影結果や放射線治療の結果 をオーダエントリシステム側に伝送することが できる。PACS は CT や MRI などの画像をディ スプレイ上で参照することが可能になる。

A595 医薬品情報
(DI) システム

★薬剤の副作用情報や投薬禁忌症例の情報をオンラ
インで検索・参照できるシステムである。

A596 ③

★ EHR（電子健康記録）は複数の医療機関のデー
タを一元管理することができる。EMR（電子医療
記録）は，一般に院内で使用する電子カルテシス
テムを指す。PHR（個人健康記録）は，患者自
らが，健康・医療・介護に関する情報を管理・
活用すること。

A597 HPKI カード

★電子処方箋の利用には，医療機関・薬局ともに電
子署名が必要である。

A598 ランサムウェア

★ランサムウェアにより電子カルテシステムや画像
情報システムが停止し，医療業務が行えない被害
が多発している。セキュリティ対策や，データの
定期的なバックアップなどが必要である。

A599 ベンダー

★ユーザーへ製品を提供している会社を指す。

A600 マスターデータ

★医事会計システムだけでも，診療行為や医薬品，
特定器材，傷病名などがある。

■結果の記録

	1 回目	正解数	2 回目	正解数	3 回目	正解数
1. 診療記録の作成と 保管	月　日	/17	月　日	/17	月　日	/17
2. 文書の費用請求	月　日	/6	月　日	/6	月　日	/6
3. 個人情報の取扱 いについて	月　日	/6	月　日	/6	月　日	/6
4. 保健医療情報シ ステム	月　日	/12	月　日	/12	月　日	/12

11章

医療と情報

11章 ポイント

文書の種類と取扱いについて →■

目 的	文 書
医学的事実の記録	診療録→問題指向型診療録（POMR）などがある。SOAP方式が望ましい。 検査記録，エックス線写真等
チーム医療の実現	クリニカルパス，入院診療計画書等
外部への証明	単純事実→各種診断書 出生→出生証明書 死亡→死産証書，死体検案書，死亡診断書

●文書の保存義務

項 目	保存期間
診療録	診療完結の日から5年間
診療に関する諸記録（病院日誌，診療日誌など）	2年間
保険診療に関する帳簿など	療養の給付完結の日から3年間
エックス線写真	医療法では2年間，療養担当規則は3年間，労働安全衛生法では5年間，じん肺法では7年間
特定生物由来製品の使用記録	使用日から20年

文書の費用請求 →■

無償交付	医療保険関係	療養費支給のための領収書・明細書 柔道整復の施術に関する保険医の施術同意書 移送費支給申請書 個別の費用ごとに区分して記載した領収書
	公費負担関係	生活保護関係の証明書・意見書 公害健康被害補償制度に関する各種書類
	その他	日本スポーツ振興センターに提出する「医療等の状況」
有償交付	保険請求で行うもの	医療保険関係	はり・きゅう・マッサージ等の施術にかかる同意書または診断書 傷病手当金意見書 診療情報提供書
		公費負担関係	感染症法の公費負担申請のための診断書および協力料
	患者から実費徴収できるもの	医療保険関係	出産育児一時金証明書，出産手当金証明書
		公費負担関係	特定疾患診断書，身体障害者申請診断書　等
		その他	一般的な診断書・証明書 民間保険会社所定用紙の診断書・証明書

		自賠責診断書 診療録の開示手数料 おむつ使用証明書 死亡診断書，死体検案書　等

個人情報の取扱いについて →3

　医療情報は他の個人情報に比べて，特に厳重な取扱いが求められる。刑法や医療従事者各法における罰則付き守秘義務規定，個人情報保護法（利用目的の特定，安全確保のための体制整備，第三者提供）などに規定がある。

依頼元	内容	患者へ同意の確認	注意点
学校の教職員	児童・生徒の健康状態	必要	
	授業中のケガに付き添ってきた場合	不要	事故の再発防止や再発時の応急処置，「人の生命，身体の保護のために必要がある場合」に該当すると考えられる範囲で提供する。
保険会社	入院・通院状況の確認	必要	本人の委任状を持ってきた場合でも，本人のものであると確認できるまでは慎重に対処すること。
会社	病状確認や職場復帰の見込み	必要	
マスコミ	病状確認など	必要	
	大規模災害の患者の安否情報	不要	目的に沿った形で情報提供すること。
労働基準監督署	労災事故を診療した場合の報告	不要	照会事項を確認すること。
裁判所	文書提出命令	不要	
	証拠保全	不要	
捜査機関	令状を持参してきた場合	不要	
	令状を持参しなかった場合	不要	捜査事項照会書の提供を求めること。
	電話による問い合わせ	不要	ただし，電話の場合は顔が見えないので，コールバックをするなど慎重に対処すること。
市町村	介護保険手続	不要	
医療機関	患者の受診状況	不要	

病院情報システム ➡ 4

●情報システムの歴史
・1970 年代：事務部門における個別業務のシステム化→レセコンなど
・1980 年代：部門ごとのシステム化→ PACS（画像管理伝送システム）など
・1980 年代後半〜1990 年代前半：オーダリングシステム（オーダエントリシステム）の導入
・1990 年代〜2010 年代：医療ネットワークの構築，診療情報のシステム化（電子カルテシステム），レセプトオンライン化（2011 年にほとんどの保険医療機関で義務化）

●医療情報の標準化：情報の取扱いが簡単になり，データを有効活用できる
〔ICD（病名），DICOM（医用画像），HL7，MERIT-9，MML（医療情報システム）など〕。

【参考文献】

●資格試験全般
- 『初級者のための医療事務【BASIC】問題集』(医学通信社，2012年〜2022年)
- 『全国医療福祉教育協会主催 実務能力認定試験平成22年度問題集』(全国医療福祉協会，2010年)
- 医療秘書教育全国協議会試験委員会編『医療秘書技能検定実問題集3級①』『医療秘書技能検定実問題集2級①』(つちや書店，2008〜2021年)
- 『医療秘書技能検定実問題集準1級』(早稲田教育出版，2002・2004・2006年)
- 『医療経営士3級試験完全対策予想問題111』(日本医療企画，2011年)

●医療事務・接遇マナー
- 『図解入門ビジネス 医療サービスの基本と仕組みがよ〜くわかる本 [第3版]』(秀和システム，2013年)
- 『医療事務実践対応ハンドブック 2022年版』(医学通信社，2022年)
- 『最新 医療事務入門 2022年版』(医学通信社，2022年)
- 『新医療秘書実務シリーズ1 改訂医療秘書』(建帛社，2017年)
- 『月刊/保険診療 (2022年12月号)』(医学通信社，2022年)
- 『お客さまに喜ばれる 接客サービス基本テキスト』(日本能率協会マネジメントセンター，2005年)
- 『はじめてのビジネス ビジネスマナー』(インデックスコミュニケーションズ，2007年)
- 『電話対応のマナー そのまま使える会話例&言い換えフレーズ例』(秀和システム，2009年)
- 『使える医療実務英語』(専門教育出版，1994年)
- 「病院・薬局で使う外国語会話集」田辺三菱製薬webサイト
- 『患者接遇パーフェクト・レッスン 2023年新版』(医学通信社，2023年)

●病院管理・病院経営
- 『新 医療秘書実務シリーズ2 病院のマネジメント』(建帛社，2017年)
- 『病院管理』(メディカルエデュケーション，2008年)

●法制度
- 『はじめての社会保障 [第16版]』(有斐閣アルマ，2019年)
- 『日本医療保険制度史』(東洋経済新報社，1999年<初版>)
- 『法令読解の基礎知識 [第1次改訂版]』(学陽書房，2014年)
- 『新医療秘書実務シリーズ4 医療関連法規 [三訂版]』(建帛社，2021年)
- 『最新 医療費の仕組みと基本がよ〜くわかる本 第2版』(秀和システム，2018年)
- 『レセプト請求の全技術 (2022-23年版)』(医学通信社，2022年)
- 『プロのレセプトチェック技術 (2022-23年版)』(医学通信社，2022年)
- 『入門・診療報酬の請求 (2020-23年版)』(医学通信社，2022年)
- 『すぐに役立つ公費負担医療の実際知識 2022年度版』(医学通信社，2022年)
- 『医療事務の現場に役立つ公費説明のポイント』(秀和システム，2017年)
- 『図解で早わかり 福祉サービスの法律と手続き』(三修社，2022年)
- 『よくわかる労災・自賠責請求マニュアル 2022-23年版』(医学通信社，2022年)
- 『CBT・医師国家試験のためのレビューブック公衆衛生 2020』(メディックメディア，2020年)
- 『社会政策-福祉と労働の経済学』(有斐閣アルマ，2015年)

●医療情報・個人情報保護
- 「医療情報システムの安全管理に関するガイドライン 第5版」(厚生労働省，2017年)
- 『医療現場の個人情報保護Q&A』(セルバ出版，2006年)
- 『医事コンピュータ技能検定テキスト 改訂 医事コンピュータ関連知識』(建帛社，2017年)
- 『医療情報の基礎知識 (改訂第2版)』(南江堂，2019年)

●用語集
- 『最新医療事務用語4200』(医学通信社，2019年)

索引

【著者略歴】

清水　祥友（しみず　よしとも）
1976年生まれ。埼玉コンピュータ＆医療事務専門学校専任教員，医療秘書教育全国協議会学術研修委員会諮問委員，社会保険労務士。医療秘書，医療関連法規，診療報酬請求の科目を担当するほか，カリキュラム構成にも携わる。「自由に のびのび 粘り強く考える学生の育成」をモットーにわかりやすい授業を展開し，様々な分野で役に立つ内容を伝えられるよう日々研鑽している。

医療事務100問100答　2024年版　　＊定価は裏表紙に表示してあります

2013年3月31日　　第1版第1刷発行
2024年4月15日　　第12版第1刷発行

著　者　清　水　祥　友
発行者　小　野　　　章
発行所　**株式会社 医学通信社**

〒101-0051 東京都千代田区神田神保町2-6 十歩ビル
電話　（03）3512-0251（代表）
FAX　（03）3512-0250（注文）
FAX　（03）3512-0254（書籍の記述についてのお問い合わせ）

https://www.igakutushin.co.jp
※　弊社発行書籍の内容に関する追加情報・訂正等を掲載しています。

装丁デザイン：冨澤　崇
表紙イラスト：© kyoko-Fotolia.com
印刷・製本：シナノ印刷株式会社

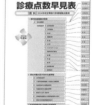

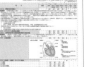

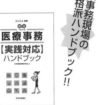
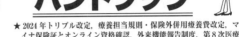

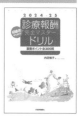